한 권으로 이해하는

독과 약의
과학

한 권으로 이해하는
'독과 약'의
과학

사이토 가쓰히로 지음

정한뉘 옮김

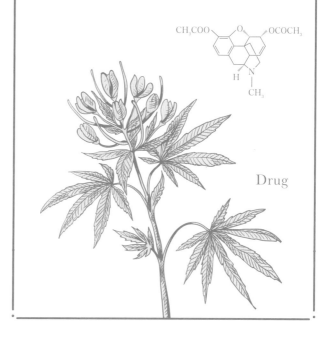

Drug

시그마북스
Sigma Books

한 권으로 이해하는 독과 약의 과학

발행일 2023년 8월 10일 초판 1쇄 발행
2024년 12월 20일 초판 2쇄 발행
지은이 사이토 가쓰히로
옮긴이 정한뉘
발행인 강학경
발행처 시그마북스
마케팅 정제용
에디터 최윤정, 최연정, 양수진
디자인 강경희, 김문배, 정민애

등록번호 제10-965호
주소 서울특별시 영등포구 양평로 22길 21 선유도코오롱디지털타워 A402호
전자우편 sigmabooks@spress.co.kr
홈페이지 http://www.sigmabooks.co.kr
전화 (02) 2062-5288~9
팩시밀리 (02) 323-4197
ISBN 979-11-6862-153-4 (03510)

DOKU TO KUSURI NO KOTO GA ISSATSU DE MARUGOTO WAKARU
© KATSUHIRO SAITO 2022
Originally published in Japan in 2022 by BERET PUBLISHING CO., LTD.,TOKYO
Korean Characters translation rights arranged with BERET PUBLISHING CO., LTD.,TOKYO,
through TOHAN CORPORATION, TOKYO and EntersKorea Co., Ltd., SEOUL.

* 시그마북스는 ㈜시그마프레스의 단행본 브랜드입니다.

"모든 약은 독이다, 다만 용량이 문제일 뿐"

-파라켈수스

머리말

독과 약은 사용하기 나름!

"독과 약이요? 당연히 정반대 물질이죠." 분명 독은 소량으로도 사람의 목숨을 앗아갈 수 있고, 약은 소량으로도 사람의 목숨을 구할 수 있다. 사람의 목숨을 앗아가는 독 따위, 세상에 존재해선 안 될지도……

정말로 독은 우리에게 필요 없는 존재일까. 예를 들어, 대부분 인간에게 해로운 살충제가 사라지면 어떻게 될까. 해충이 곡물을 먹어 치우는 바람에 논밭이 황폐해지고, 해충이 매개하는 전염병이 창궐한 끝에 이 지구는 77억 명이나 되는 사람이 살기 어려운 행성으로 변할지도 모른다.

인위적으로 만들어낸 청산소다(사이안화소듐)는 청산가리라고도 불리는 사이안화포타슘과 마찬가지로 독극물이다. 하지만 일본에서만 1년에 3만t이 생산되는 이유는 독극물이 필요해서가 아니다. 사이안화소듐 수용액은 금을 녹이는 성질이 있어 도금할 때나 광산에서 금을 채굴할 때 빠뜨릴 수 없는 물질이기 때문이다.

독극물 중에는 어떻게 사용하느냐에 따라 약이 되는 물질도 상당히 많다. 맹독인 투구꽃의 독은 한방에서 강심제로 쓰이는 중요한 성분이다. 복어 독도 진통제나 심장 질환 치료에 활용할 가능성을 두고 연구 중이다. 사람을 폐인으로 만들고 사회적으로 말살시키는 맹독인 아편 역시 암 환자의 진통제로 활약하고 있다.

독은 대개 소량을 신중하게 사용하면 둘도 없는 약이 되고, 반대로 약이라도 대량으로 사용하면 독이 된다. '독과 약은 한 끗 차이'다.

자연에는 독과 약이 가득하다. 버섯은 일본에만 5000종이 있다고 알려져 있으며 그중 3분의 1이 독버섯이다. 식물 중에도 독을 가진 종이 많은데, 인류는 예부터 그 독을 사냥에 사용해왔으며 현재는 약으로 의료에 사용하거나 기호품으로 휴식할 때 사용한다.

바다에서는, 조류(藻類)와 작은 동물들이 만들어내는 각종 맹독은 만들어낸 생물의 체내에만 머물지 않는다. 여기저기에서 물고기들이 그 생물을 잡아먹고 독을 몸 안에 담아 몸을 지키는 방패로 쓰거나 사냥감을 잡기 위한 무기로 이용한다.

자연에 존재하는 식물, 동물, 광물에만 독과 약이 존재하는 것은 아니다. 우리 인간이 지식과 기술을 구사해 만들어낸 합성 물질에도 수없이 많다.

미국 사람들이 신앙에 가까운 신뢰를 보내는 아스피린, 폐렴으로 고통스러워했던 전 영국 총리 처칠의 목숨을 구했던 설파제, 예방 의학으로 얼마나 많은 사람의 목숨을 구했을지 셀 수조차 없는 백신과 항생 물질, 그리고 신형 코로나바이러스에 대항해 등장한 mRNA 백신까지.

이 책은 이러한 독과 약의 세계를 널리 소개하기 위해 집필했다. 책을 읽고 흥미를 느낀 독자 가운데 더욱 나아가 화학, 약학, 화학사 등의 전문서를 펼치는 분들이 나온다면 저자로서 대단히 기쁘겠다.

마지막으로 책이 나오기까지 물심양면으로 힘써주신 베레슛판 편집부의 반도 이치로 님, 편집공방 시라쿠사의 하타나카 다카시 님, 그리고 참고한 서적의 저자와 출판사 관계자분들께 깊이 감사의 인사를 전한다.

사이토 가쓰히로

차례

제 3 장
독은 어떻게 사람을 죽일까?

제 4 장
식물·균류의 독성과 약성

제 5 장
동물의 독성과 약성

제 6 장
화학 물질의 독성과 약성

제 7 장
마약·각성제의 독성을 알아보자

제 8 장
천연물에서 탄생한 의약품

제 9 장
화학 합성 의약품은
인위적으로 만들어진 의약품

제 10 장

인류를 구할 미래의 의약품 후보

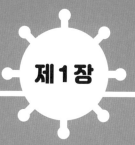

제1장

독과 약은
어떻게 다를까?

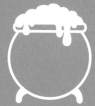

질병 · 상처와의 전쟁에서 태어난 약

약의 역사

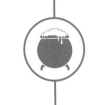

고대 사람들에게 약만큼 고마운 존재가 또 있었을까. 충치로 이가 시큰거릴 때, 상처가 쓰라릴 때, 병에 걸려 고열에 시달릴 때 약을 먹으면 고통에서 해방될 수 있었으니 의약품을 신의 은총으로 생각하지 않았을까.

주술과 의학

그러나 태곳적부터 약이 존재했던 것은 아니다. 인류가 탄생한 지 얼마 안 되었을 무렵에는 약은커녕 매 끼니를 걱정했을 것이다. 야생동물에게 상처를 입고, 썩은 음식을 먹어 식중독에 걸리고, 각종 질병이 발병하기까지……. 인류는 이러한 고통을 꾹 참고 체력이 회복되기를 기다릴 수밖에 없었다.

상처와 질병과의 전쟁은 인류의 탄생과 동시에 시작되었으리라. 그 원인을 알면 예방할 수도 있다. 같은 실패를 반복하지 않으면 된다.

하지만 질병의 원인을 몰랐을 당시 사람들은 원인을 알 수 없는 질병에 어떻게 맞섰을까.

그들은 신의 힘을 빌리려 했다. 이를 위해 행했던 것이 주술과 기도였다.

이 시기의 지배자 중에는 기도에 뛰어난 주술사, 이른바 샤먼이 많았을 것으로 추정된다. 고대 일본 야마타이국의 지배자였던 히미코 여왕도 이러한 인물이 아니었을까 추측하는 사람도 있다.

그러던 중 기원전 2740년, 중국의 전설적인 인물 신농이 나타났다. 신농은 온갖 식물을 직접 먹고 약효를 연구해 사람들에게 가르쳤다고 한다. 그가 저술했다는 『신농본초경』은 필사된 사본을 통해 오랫동안 한방의 지침으로 전해내려왔다.

이후에도 약물의 효능을 남긴 이집트의 파피루스처럼 역사에 기록된 문명에는 각각 고유한 약물에 관해 기술한 것이 존재했다. 그중에서도 유럽 문명의 기원으로 불리는 **고대 그리스에서는 기원전 400년경에 병의 원인을 해명하려는 움직임이 시작되었다.**

그 중심에 있었던 사람이 오늘날에도 의학의 아버지로 불리는

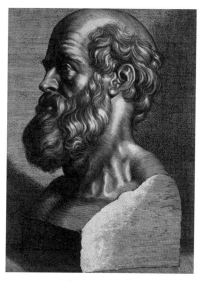

히포크라테스 판화(1638년, 루벤스 작)

철학자 히포크라테스(기원전 460경~370경)다. 그러나 당시에는 식물, 광물, 동물의 기관 일부 등 자연에 존재하는 물질을 가공하지 않은 채 약으로 썼다.

근대화의 개막

르네상스(14~16세기)도 지난 17세기부터 18세기에 걸쳐 마침내 과학이 발전하기 시작했을 무렵, 과학의 한 분야인 화학에서 생명체와 유기화합물의 관계를 밝히려는 움직임이 활발해졌다. 그러자 이에 호응하듯이 의학이 '질병을 다루는 과학'으로 자리 잡으면서, 질병의 원인을 과학적으로 밝혀 예방법을 찾아내려는 연구도 시작되었다.

제너(1749~1823)가 천연두를 예방하기 위해 고안한 종두법도 그중 하나다. 19세기 후반, 독일의 코흐(1843~1910)가 결핵균과 콜레라균을 발견함으로써 그전까지는 불치병인 줄 알았던 **질병은 사실 악마나 악령 때문이 아니라 병원균이라는 '생명체'가 원인이라는 인식**이 생겼고, 원인도 하나둘씩 밝혀졌다.

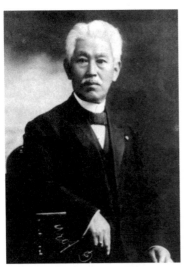

에페드린 분리에 성공한 나가이 나가요시

한편 약학에서는 그전까지 전승되어 내려온 약이던 **식물의 유효 성분이 19세기에 들어 차례차례 분리**되었다. 1885년, 일본 약학회의 초대 회장 나가이 나가요시(1845~1929)가 천식의 특효약인 에페드린을 마황에서 분리하는 데 성공했다.

19세기 말 버드나무에서 발견된 화학 물질 살리신을 개량·합성한 해열·소염제 아세틸살리실산(시판명: 아스피린) 합성에 성공한 시기도 이즈음이다. 아스피린은 현재도 세계에서 연간 5만t이 소비되는, 인류의 역사에 길이 남을 합성 의약품이다.

화학요법의 경이로운 발전

이후 약리학·생리학·생화학의 발전에 힘입어 병태와 약리 효과의 발현 메커니즘이 분자 단위에서 밝혀지면서, 의약품 개발 분야는 합성·제약 기술의 발전과 더불어 놀라운 진전을 보였다.

예를 들어, 당시 심각할 정도로 퍼졌던 매독의 특효약으로 1910년에 개발된 살바르산이 주목받았는데, 이는 **천연 의약품과 관계없이 온전히 화학적으로 개발된 약품**이다.

20세기에 들어 화학과 생물학이 발전하면서 차례차례 새로운 발견과 발명이 잇따랐다. 1928년에 영국의 플레밍(1881~1955)이 발견한 페니실린을 비롯한 항생 물질은 세균과의 끝없는 전쟁에서 인류가 선물 받은 최고의 무기라고 해도 무방하다.

오늘날에 이르기까지 화학요법 약품은 온갖 감염증을 치료·예방하는 무기로서 인류에 크게 공헌해왔다. 그리고 항암 작용을 하는 항생 물질이 개발된 덕에 감염증뿐만 아니라 여태 불치병으로 여겨졌던 수많은 질병에서 소중한 생명을 구할 수 있게 되었다.

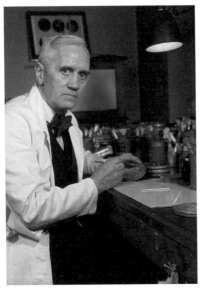
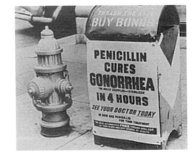

플레밍과 기적의 약 페니실린의 광고

현대의 새로운 약학

20세기 후반에 들어선 1979년에는 분자 단위에서 수용체와 상호 작용하는 메커니즘이 밝혀지면서 획기적인 위궤양 치료제 시메티딘이 탄생했다. 그리고 암세포에서만 과발현(Hypermorphic)되는 분자를 표적으로 삼는 표적 치료제가 개발되면서, 약물을 사용하는 항암 요법이 획기적으로 발전했다.

현재는 유전자 공학의 발전과 더불어 펩타이드와 당 사슬 변형 기술이 고도로 발달해 생체 내 미량 활성 물질을 대량으로 만들 수 있게 되었다. 게다가 인슐린을 비롯한 단백질 제제나 면역기구를 이용한 항체 의약품도 실용화되었다. 최근에는 약물 전달 시스템(DDS: Drug Delivery System)을 이용해 약물을 치료 부위에 우선해 전달하는 기술 또한 개발되고 있다.

장래에는 유전자 정보를 기반으로 각 환자에게 최적화된 치료법을 제공하는 '맞춤 의학'도 본격화될 것으로 보인다. 이 맞춤 의학과 손잡고 발전하고 있는 치료법이 바로 교토 대학의 야마나카 신야 교수가 개발한 iPS 세포 (Induced pluripotent stem cells, 유도만능줄기세포)를 이용한 이식 치료다.

DNA 기반 맞춤 의학은 환자를 개인으로 한정하는 방향으로 진화한다. 반면 iPS 세포 이식 치료는 배양한 iPS 세포를 이식할 수 있는 환자층을 넓히는 방향으로 진화한다.

미래에는 두 기술을 조합함으로써 가능한 한 많은 환자가 자신의 상태에 적합한 진료를 받을 수 있도록 진화하리라고 믿는다. 의학의 앞날은 찬란하게 빛나고 있다.

도쿠가와 이에야스가
페니실린 덕에 목숨을 구했다고?

페니실린 덕에 목숨을 구한 세계 최초의 인물은 도쿠가와 이에야스였다는 설이 있다. 고마키·나가쿠테 전투(1584)가 한창일 때, 도쿠가와는 등에 상처를 입었는데 여기에 황색 포도상구균이 침투해 커다란 종기가 생겼다. 날이 갈수록 상태가 나빠지자 도쿠가와의 가신이 가사모리 이나리 신사에서 '종기에 잘 듣기로 유명한' 진흙 경단을 가져왔다.

푸른곰팡이가 핀 진흙 경단을 종기에 발랐더니 도쿠가와의 종기가 나았다고 하는데, 푸른곰팡이 속에 있던 페니실린의 효과 덕이라는 이야기다.

이 신사에는 병이 나으면 쌀로 만든 경단을 공물로 바치는 풍습이 있는데, 이는 곰팡이를 계대 배양* 하기 위해서가 아닐까 추정된다. 경단에 핀 곰팡이는 다음 사람이 사용하지 않았을까.

---

* 균을 주기적으로 새로운 배지에 이식해 균주를 보존하고 세포의 대를 이어가는 배양 방법의 일종.

왜 인류는 독을 찾았을까?

독의 역사

인류는 아담과 하와가 약속된 낙원에서 쫓겨난 그 날부터 상처와 질병의 고통에서 인류를 구할 약물을 찾아다녔으리라.

어쩌면 그 순간부터 다른 사람의 목숨을 빼앗는 독 역시 찾아다녔을지도 모른다. '성경 속 뱀'에게 독을 한 입이라도 먹이고 말겠다고 생각했다면 송구스러운 일일까.

인류에게 독이 필요했다고?

인류가 탄생한 지 얼마 되지 않았을 무렵에는 채집 경제에 의존해 나무 열매와 조개를 먹으며 살았을 것이다. 그러나 인구가 늘면 그럴 수도 없는 법, 작살로 물고기를 잡고, 몽둥이와 창으로 짐승을 잡아야 했다.

이윽고 활과 화살을 고안해냈지만, 활은 위력의 한계가 뚜렷하다. 큰 동

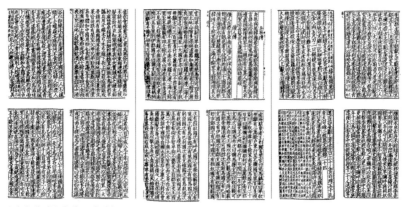
『위서』에 기록된 왜(倭)의 기술(야마타이국과 히미코에 관한 언급)

물이라면 틀림없이 엉덩이에 화살이 꽂힌 채 숲속으로 사라질 것이다. 어떻게 해야 덩치 큰 동물을 확실하게 처리할 수 있을까……. 그 해답이 바로 '독'이었다.

이리하여 인류는 독의 효용과 용법을 깨달았다. 그리고 동물뿐만 아니라 같은 인류에게도 독을 쓰기 시작했다.

민족 사이에 전쟁이 벌어지면 화살촉과 창끝에 독을 바르지 않았을까. 이윽고 같은 민족 사이의 적대 관계를 해결할 때에도 독을 사용했을지 모른다. 그리고 독을 능숙하게 사용하는 사람이 등장했을 것이다. 아무것도 모르는 사람보다 높은 위치에 설 수 있는 이들, 즉 주술사, 샤먼, 그리고 히미코 여왕은 이러한 배경에서 탄생했다.

중세의 독은 암살 수단

일본 에도 시대에는 '이와미 은광 쥐잡이'라는 쥐약이 유명했다고 한다. 이 약의 정체는 유네스코 세계 유산으로 지정된 시마네현의 이와미 은광 부근에서 채굴한 비소[정확한 명칭은 삼산화이비소(As_2O_3), 일반명은 아비산]다. 색도 맛도 냄새도 없고 소량만 복용하면 증상이 나타나지 않지만, 누적량이 한계(역치)를 넘으면 피해자의 목숨을 앗아가는 굉장히 위험한 독극물이다.

당시에는 암살 수단으로 쓰였는데, 일본뿐만 아니라 전 세계를 통틀어 얼마나 많은 주요인물의 목숨을 앗아갔을지 셀 수 없을 정도다. 일본에서 유명한 세습 분쟁*에 사용된 독도 대부분 비소였으리라고 추정된다.

르네상스 시대 유럽에서는 로마 교황 알렉산데르 6세(1431~1503)가 사주한 암살 사건이 빈번히 일어났다. 알렉산데르 6세는 눈독 들인 이탈리아의 자산가에게 트집을 잡아 교황청 감옥에 감금하고는 가문 대대로 내려오는 독약으로 암살한 다음, 자산을 몰수해 예술가 라파엘로와 미켈란젤로를 원조하는 데 썼다

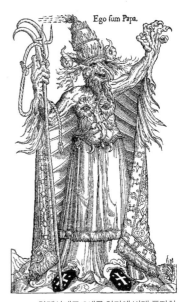

알렉산데르 6세를 악마에 빗댄 풍자화

---

*   에도 시대 다이묘 가문 내의 권력 다툼.

고 한다. 이탈리아의 자산가들은 도저히 견딜 수 없었다. 이러한 연유로 비소를 검출하기 위해 고안된 것이 은 식기다.

왜 은 식기일까. 비소와 반응해 검게 변한다는 은을 이용해 참변을 피하려는 생각이었을까. 안타깝지만 은은 비소와 반응한다고 검게 변하지 않는다. 은은 황과 반응하면 검게 변하는데, 사실 당시 비소에는 불순물 황이 함유되어 있었다. 은 식기를 사용했던 이유는 그 때문이다.

어쨌든 그만큼 소량의 황이 은을 검게 물들일 즈음이면 피해자는 이미 죽고도 남는다.

그 무렵에는 교회의 선교사도 비소를 복용했다. 선교사가 하나님의 말씀을 전파할 때 얼굴에 혈색이 돌고 기력이 충만하면 설득력이 없다는 이유에서다. 내일이라도 하나님 곁으로 갈 것처럼 안색이 안 좋아야 어울린다는 이유로 비소를 상습적으로 복용했다고 하니, 성직자도 편한 자리는 아니다.

나폴레옹도 위암이 아니라 비소로 암살당했다는 설이 있다. 현대에 1998년 일본에서 네 명의 희생자를 낸 와카야마 독극물 카레 사건은 아직도 사람들의 머릿속에 생생하게 남아 있다.

공공연하게 사용된 독극물은 세 종류

근현대의 독은 크게 두 가지로 나뉜다. 하나는 공공연하게 사용된 독극물이고 다른 하나는 비밀리에 사용된 독극물이다.

공개적으로 사용된 독극물은 세 종류다. 첫 번째는 살충제로 대표되는 농약, 두 번째는 현재는 금지된 화학무기이고, 마지막은 공해를 일으킨 독극물이다.

살충제는 제2차 세계대전이 끝나고 병사의 시체에 생겨난 구더기를 퇴치하기 위해 사용되었다. 이 목적으로 쓰인 제제가 DDT(Dichloro-Diphenyl-Trichloroethane)다. DDT 자체는 1873년 오스트리아 화학자가 합성한 물질로, 당시에는 살충 효과가 있는지 몰랐다. DDT의 살충 효과는 스위스의 화학자 파울 헤르만 뮐러(1899~1965)가 1939년에 발견했다. 뮐러는 이 발견으로 1948년 노벨 생리학·의학상을 받았다.

이후 DDT와 같은 유기염소 계열 살충제가 벌레뿐만 아니라 인간에게도 유해하다는 사실이 밝혀졌다. 그래서 유기인(燐) 계열 살충제가 개발되었지만, 역시 인체에 유해해 현재는 네오니코티노이드 계열 살충제가 쓰인다. 그러나 이것도 꿀벌의 귀소 본능을 교란한다며 부작용이 의심되고 있다.

화학무기 사용이 문제시된 이유는 1915년, 제1차 세계대전 당시 독일군이 벨기에 이프르에서 사용한 염소 가스 때문이다. 이 염소 가스로 하루 만에 영국 병사 5000명이 희생되었다. 당시에도 화학무기 금지 조약은 있었지만 처벌 조항이 없어 유명무실한 조약이었다.

시간이 지나 제2차 세계대전에서는 염소 가스는 물론 겨자 가스, 포스젠, 사이안화수소 가스 등 각종 독가스가 사용되면서 참상을 빚었다.

제2차 세계대전에서 사용되지는 않았으나 이미 개발되었던 무기가 바로 사린을 비롯한 유기인 계열 화학무기다. 유기인 계열 살충제의 효과를 높인 물건으로, 일본에서는 도쿄 지하철 사린 사건으로 유명해졌다.

공해는 몸에 해로운 수은으로 인한 미나마타병(일본 구마모토현·니가타현), 카드뮴으로 인한 이타이이타이병(일본 도야마현)처럼 중금속이 원인인 질병이 유명하며, 그 밖에 황산화물(SOx)로 인한 욧카이치 천식도 있다.

전 세계 규모의 공해를 일으킨 물질로는 오존홀을 만든 프레온 가스, 산성비의 원인인 황산화물과 질소산화물(NOx), 지구온난화의 원인인 이산화탄소를 꼽을 수 있다.

주인공은 비소에서 탈륨·폴로늄으로

은밀하게 쓰이던 독극물은 근현대에 들어서도 여전히 쓰였다. 다만 비소는 암살 수단으로서의 사명을 마친 모양이다. 근대에 들어 비소 검출법이 개발되면서 비소로 암살을 꾀하면 범행이 손쉽게 드러났기 때문이다. 이렇게 된 이상 암살이라고 부를 수는 없었기에, 비소는 '어리석은 자의 독'으로 불리며 암살에 쓰이지 않게 되었다.

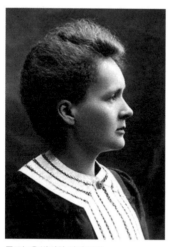

폴로늄을 발견한 퀴리 부인

그 대신 사용된 물질이 탈륨이다. 탈륨은 1861년에 새로 발견된 금속 원소로, 발견 당시부터 맹독으로 알려졌으며 일본에서도 여러 범행에 쓰였다.

현대를 상징하는 독극물은 방사성원소 폴로늄이다. 퀴리 부인(1867~1934)이 발견해 고국 폴란드의 이름을 딴 원소로, 자연계에는 거의 존재하지 않는다. 그래서 폴로늄이 필요할 때에는 원자

제1장 독과 약은 어떻게 다를까?

로에서 원자핵반응을 일으켜 만들어낸다. 이 폴로늄을 사용한 암살 사건이 2006년 영국에서 일어났다. 피해자는 망명한 러시아인이다. 런던의 스시 바에서 피해자의 초밥에 폴로늄 가루를 뿌린 것이다. 피해자는 폴로늄에서 방출되는 알파(α)선이라는 방사선에 내부 피폭되어 며칠 후 사망했다. 폴로늄을 취급할 수 있는 사람은 국가 최고위층 인물로 한정되기 때문에 이 범행은 국가가 지시한 암살로 화제가 되었다.

2017년에는 북한 최고 권력자 김정은의 친형 김정남이 말레이시아 공항에서 암살되었다. 이때 사용된 독극물은 화학무기인 VX로, 이 역시 국가 권력기관밖에 사용할 수 없는 독극물이기 때문에 국가가 지시한 암살이라는 평이 주를 이루었다.

우리 가까이 다가온 '약물'

이처럼 독극물은 현대에 이르러서도 우리 주변에 숨어 뛰쳐나올 순간을 기다리고 있다. 마약과 각성제, 대마, 불법 약물 등의 마약류가 바로 여러분 곁에서 때를 노리고 있는 독극물이다. 당국에 체포된 배우나 가수 같은 연예인뿐만 아니라, 최근에는 고등학생, 중학생에게까지 검은 손길이 뻗어 있다.

독극물이라고 하면 거리가 멀어 보이지만, 약물이라는 형태로 우리 근처에도 이미 다가와 있다. 이러한 약물에 관해서는 제7장에서 자세하게 알아보기로 하자.

용량이 독을 만든다

독극물의 기준

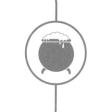

양에 따라 무엇이든 독이 된다고?

"용량이 독을 만든다"라는 말이 있다. '독과 약은 양에 따라 결정된다', 즉 양에 따라 독도 약도 될 수 있다. 더 자세히 풀어보면 같은 물질이라도 양에 따라 약이 될 수도, 독이 될 수도 있다는 의미다.

독은 사람의 수명을 줄이거나 완전히 목숨을 앗아간다. 똑같이 목숨을 앗아가더라도 벌레나 세균을 죽이는 살충제, 살균제를 일반적으로 독이라고 하지는 않는다. 살충제가 독으로 불리는 이유는, 현대의 살충제가 사람의 목숨을 앗아갈 수 있기 때문이다. 사람에게 해롭지 않은 살균제는 소독약과 마찬가지로 약으로 취급되기까지 한다.

그렇다면 어떠한 물질이 사람의 수명을 줄일까. 그리스에는 "양이 독을 완성한다"라는 격언이 있다. 알기 쉽게 풀어쓰면, **'많이 섭취하면 무엇이든 독**

제1장 독과 약은 어떻게 다를까?

이 된다'는 말이다.

2007년, 미국에서 열린 물 마시기 대회에서 생수 7.5L를 마시고 우승한 27세의 여성이 대회가 끝나고 두통과 현기증을 호소하다가 수 시간 후 사망하는 사고가 발생했다. 의사의 소견에 따르면 병명은 '물 중독'이었다. 물을 대량으로 섭취하면 혈중 소듐 농도가 저하하고 두통, 구토, 경련 등의 증상이 발생한다. 증상이 심하면 뇌부종이 일어나고 최악의 경우 죽음에 이른다.

독의 강도를 알 수 있는 경구치사량

이처럼 설령 물이라도 많이 마시면 사람의 목숨을 앗아간다. 술도 한 번에 많이 마시면 급성 알코올 중독으로 사망하고, 설탕 역시 많은 양을 계속 섭취하면 당뇨병으로 수명이 깎인다.

그러나 보통 물, 술, 설탕을 독극물이라고 부르지는 않는다. 무엇이 이런 차이를 만들까. **독극물은 '소량'으로도 사람의 수명을 단축하는 물질**이다.

그렇다면 얼마큼 소량으로 수명을 줄여야 독극물이라고 할까.

그림 1-1은 독성이 있는지 없는지 대략적인 기준을 보여주는 사례다. 경구치사량은 성인이 섭취했을 때 사망하는 양이다. 즉, 경구치사량이 낮을수록 강력한 독이다.

한국에서는 「독물 및 극물에 관한 법률」에 따라 "독물"과 "극물"을 정의했으나, 1990년 「화학 물질관리법」으로 개정되면서 이에 따라 "유해 화학물질"과 "유독물질"을 정의한다. 화학 물질정보시스템(NCIS)에 따르면 2023

[그림 1-1] 인간의 경구치사량(1kg 기준)

무독성	15g 이상
저독성	5~15g
보통독성	0.5~5g
고독성	50~500mg
극독성	5~50mg
맹독성	5mg 이하

년 현재 유해 화학 물질로 분류된 물질은 총 1832종이며, 그중 유독물질은 1779종이다. 유해 화학 물질을 보관·저장 또는 진열하는 장소에는 유해 화학 물질 표시를 해야 한다. 이때 바탕은 흰색, 테두리는 검정색, '유해 화학 물질'이라는 글자는 빨간색으로 표시한다.

연구실에서 보관·사용 시 독극물은 자물쇠를 채운 철제 보관함에 비치하며 사용할 때마다 장부에 기록하는 것이 의무다. 그리고 독물은 빨간 배경에 흰 글씨로 '의약용 외 독물', 극물은 흰 배경에 빨간 글씨로 '의약용 외 극물'이라고 보관함 문에 붙이도록 지정되어 있다.

맹독, 담배 속 니코틴

한때는 담배를 피우는 사람이 많아서 회의 시간이 되면 사무실 천장에 푸르스름한 연기가 떠돌 정도였다.

이후 설명할 '독의 강도 순위표'에서 알 수 있다시피 니코틴은 청산가리보다 강력한 독이다. 옛날에는 궐련 세 개비면 사람을 죽일 수 있었다고 한다. 아기가 잘못해 담배를 먹는 일도 있었는데, 담배는 먹으면 고통스러워서 많은 양을 먹을 수 없었기 때문에 그렇게 걱정할 일은 아니었다. 그보다 위험한 상황은 화재를 방지하기 위해 재떨이에 부어둔 물을 마셨을 때다. 재떨이 물에 니코틴이 녹아 있으므로, 마시면 니코틴이 곧장 위로 들어간다.

이처럼 위험한 독극물을 가슴팍 주머니에 넣고 다니는 사람은 주머니에 빨간실로 '의약품 외 독극물'이라는 자수라도 놓으면 어떨까.

04

독과 약의 강도를
정하는 기준은?

통계적 방법

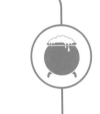

한입에 독과 약이 결정된다지만, 독에도 여러 종류가 있다. 핥기만 해도 죽는 맹독이 있는가 하면, 일정량을 복용하기 전까지는 죽지 않는 독도 있다. 이러한 독의 강도를 나타내는 기준이 앞에서 설명한 경구치사량이다. 약에도 잘 듣는 약이 있고 그렇지 않은 약이 있다.

독의 반수치사량 LD$_{50}$

사실 독에 대한 감수성*은 개인마다 다르다. 그리고 독 복용 당시의 몸 상태에 따라서도 감수성이 달라진다.

이러한 오차를 배제하기 위해 고안된 방법이 반수치사량 LD$_{50}$이다.

★ Susceptibility: 몸이 자극에 예민하게 반응하는 정도.

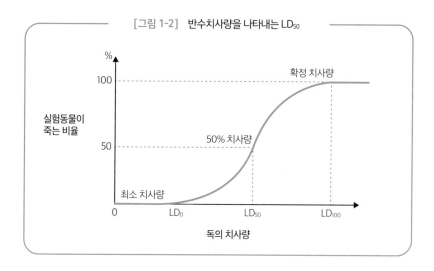

[그림 1-2] 반수치사량을 나타내는 LD_{50}

실험동물이 죽는 비율 (%)

100 — 확정 치사량

50% 치사량

50 — 최소 치사량

독의 치사량: LD_0, LD_{50}, LD_{100}

실험동물 100마리에게 양을 조금씩 늘리면서 독을 복용시킨다고 하자. 소량일 때는 한 마리도 죽지 않지만, 양을 늘리면 실험동물이 한 마리, 두 마리씩 죽다가 이윽고 절반인 50마리가 죽고 끝내 100마리가 전부 죽는다. 이 과정을 그래프로 나타내면 시그모이드(Sigmoid)라는 S자 곡선이 된다. 절반이 죽었을 때의 섭취량을 LD_{50}이라고 하며 실험동물의 체중 1kg이 기준이다. 그러므로 체중이 60kg인 사람은 LD_{50}에 60을 곱하면 된다.

사람을 대상으로 이러한 실험을 진행할 수 없는 노릇이기에, 대부분 실험용 쥐를 이용해서 진행한다. 독에 대한 감수성은 개인은 물론 종족에 따라서도 차이가 난다. 따라서 LD_{50}을 인간에게 적용할 때는 어디까지나 참고치일 뿐이라는 사실에 주의해야 한다.

독 순위표

그림 1-3은 몇 가지 독극물의 LD_{50}을 정리한 것이다. 표의 위쪽에 있을수록 강한 독이다.

최상위인 보툴리눔 독소와 파상풍 독소는 각각 보툴리누스균과 파상풍균이라는 세균이 분비하는 독이며, 3위인 식물성 독 라이신보다 3000배, 200배 강하다. 더불어 **톡신(Toxin)은 생물이 분비하는 독**을 나타내며, 일반적으로 쓰이는 **포이즌(Poison)은 일반적인 독**을 나타낸다는 차이가 있다.

4위 팔리톡신은 '산호초 독'으로도 불리는 독소로, 태평양 남양 군도의 산호에 서식하는 어패류에 들어 있는 독인데 최근에는 해양 온난화 때문에 일본 근해에 서식하는 돌돔도 이 독을 품을 수 있으므로 주의를 기울여야 한다.

5위 바트라코톡신은 남미에 서식하는 몸길이 2~3cm의 독화살개구리가 분비하는 맹독으로, 옛날에 수렵 민족이 화살에 바른 독이어서 화살 독이라고 부른다. 활과 화살은 멀리서 사냥감을 잡을 때 편리한 도구이지만 위력이 낮아 목숨을 끊기는 어려웠던 탓에 독을 발라 사용했다.

아이누족은 11위인 아코니틴을 화살 독으로 사용했다. 9위 d-투보쿠라린 역시 화살 독이다. 바트라코톡신은 독조(毒鳥)로 유명한 뉴질랜드의 개똥지빠귀가 가진 독이기도 하다. 개똥지빠귀는 독을 품은 독화살개구리를 먹고 그 독을 체내에 담아두는 것으로 추정된다.

1위 보툴리눔 독소부터 6위 테트로도톡신까지는 전부 천연 독이며, 7위 VX는 사람이 만들어낸 화학무기로 2017년에 일어난 김정남 암살 사건에

[그림 1-3] 독의 강도 순위

순위	독 이름	치사량 LD_{50}(μg/kg)	유래
1	보툴리눔 독소	0.0003	미생물
2	파상풍 독소	0.002	미생물
3	라이신	0.1	식물(아주까리)
4	팔리톡신	0.5	미생물
5	바트라코톡신	2	동물(독화살개구리)
6	테트로도톡신(TTX)	10	동물(복어)/미생물
7	VX	15	화학 합성
8	다이옥신	22	화학 합성
9	d - 투보쿠라린(d - Tc)	30	식물(쿠라레)
10	바다뱀 독	100	동물(바다뱀)
11	아코니틴	120	식물(투구꽃)
12	아마니틴	400	미생물(버섯)
13	사린	420	화학 합성
14	코브라 독	500	동물(코브라)
15	파이소스티그민	640	식물(칼라바콩)
16	스트리크닌	960	식물(마전자)
17	비소(As_2O_3)	1,430(1.43mg/kg)	광물
18	니코틴	7,000(7mg/kg)	식물(담배)
19	청산가리	10,000(10mg/kg)	사이안화포타슘(KCN)
20	염화수은(II)	0.2~0.41(LD_0)	광물($HgCl_2$)
21	아세트산탈륨	35	광물(CH_3CO_2Tl)

『독의 과학』(후나야마 신지 저, 니쓰메샤, 2003) 일부 수정

사용되었다.

8위 다이옥신은 염소화합물을 태우는 행위를 비롯해 인위적으로 발생한 독극물이다. 10위 바다뱀 독은 같은 뱀독이라도 14위인 코브라 독보다 5배는 강하다.

11위 아코니틴은 일본의 3대 독성 식물 중 하나로 유명한 투구꽃에 들어 있는 독극물이며, 한방에서 강심제로 쓰이는 사실은 유명하다. 그야말로 "용량이 독을 만든다"라는 말을 구현한 물질이다.

13위 사린도 화학무기로, 1995년 일어난 도쿄 지하철 사린 사건 당시 옴진리교가 사용했던 화학 물질(독)이다.

17위 비소는 암살용 독약으로 유명하며 나폴레옹도 비소로 암살당했다는 설이 있지만, 진위는 밝혀지지 않았다. 1998년 일본에서 일어난 와카야마 독극물 카레 사건에서도 비소를 먹고 67명이 중독되었으며 그중 4명이 사망했다.

18위 니코틴은 담배에 함유된 독소이고, 19위 청산가리(정식 명칭: 사이안화포타슘)는 서스펜스 드라마에 등장한 독으로 유명하다. 청산가리보다 담배가 더 강한 맹독이라니 신기할지도 모르지만, 둘의 반수치사량 LD_{50}을 비교하면 니코틴은 7mg/kg, 청산가리는 10mg/kg이므로 니코틴이 청산가리보다 강한 독이다.

21위 탈륨은 비소 대신 '현대의 암살 독'으로 불리는 독극물이다. 일본에서는 2005년 시즈오카현의 여자 고등학생이 어머니에게 먹이고 용태의 변화를 노트에 세세하게 기록한 사건으로 유명해졌다.

약의 반수유효용량 ED$_{50}$

약도 독과 똑같다. 양이 적어도 잘 듣는 약과 많은 양을 복용해도 잘 듣지 않는 약이 있다. 약의 효과를 측정하기 위해 독과 똑같은 실험을 수행했을 때, 실험동물의 반수를 치료한 약물 섭취량을 ED$_{50}$이라고 한다.

그림 1-4는 약품 A와 B의 LD 곡선과 ED 곡선을 같은 그래프 상에 각각 나타낸 도표다.

약품 A의 ED$_{50}$과 LD$_{50}$은 수치가 비슷하다. 복용한 환자의 절반이 치료되었을 때(ED$_{50}$), 15%의 환자는 LD 수치를 초과한다. 즉, 죽음에 이른다는 말이다. 간단히 말하면 100명의 사람이 LD$_{50}$만큼 복용했을 때 50명은 치료되지만 동시에 15명이 사망하므로 실질적으로 치료된 사람은 35명이다. 생사를 가르는 크나큰 도박이 되는 이런 약은 위험성이 커서 처방하기 어렵다.

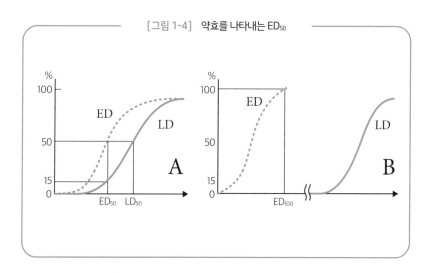

[그림 1-4] **약효를 나타내는 ED$_{50}$**

반면 약품 B의 ED_{50}과 LD_{50}은 크게 떨어져 있다. ED_{100}만큼 복용하면 100% 치료되고, 죽음에 이르려면 이보다 훨씬 많은 양을 복용해야 한다. 이 약을 먹고 죽은 사람이 있다면 고의로 많은 양을 먹은 것이다. 즉, 모종의 사고를 당했거나 자살을 꾀했다고밖에 생각할 수 없다. 이 약은 안전하다고 해도 무방하다.

ED_{50}과 LD_{50}은 알아두어서 나쁠 건 없다.

독과 약의 분자 구조

분석하자면, 독과 약의 차이는 독이나 약으로 불리는 화학 물질이 생체에 작용하는 효능의 차이다. 이러한 차이가 나타나는 근본적인 원인은 **화학 물질의 분자 구조에 따른 특수성 때문**으로 보인다.

그러나 천연물의 분자 구조는 상당히 복잡하므로, 현재로서는 천연물의 분자 구조만 보고 '이것은 독이다' '이것은 약이다'라고 단정하기는 어렵다. 그중에서도 이 책에서는 복잡성에서 선두를 다투는 비타민 B_{12}(제2장 06)와 맹독 팔리톡신(제5장 26)의 구조를 다룬다.

여기에는 분자 구조가 복잡한 또 다른 맹독인 시구아톡신의 구조를 가져왔다. 자연의 심오함을 찬찬히 들여다보자.

시구아톡신의 복잡한 분자 구조

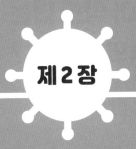

제 2 장

독이냐 약이냐,
그것이 문제로다!

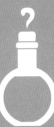

독이 약도 되는
'독의 부작용'?

탈리도마이드 사건

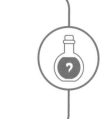

제1장에서 알아봤다시피 의약품도 허용량보다 많이 복용하면 수명이 단축된다. 의약품의 이러한 효과를 부작용이라고 한다. 그리고 **'부작용이 없는 의약품은 없다'**고 해도 무방하다.

반대로 독극물로 지정된 물질이 의약품처럼 작용할 수도 있다. 이를 '독의 부작용'으로 부를 순 없을까. 이 '독의 부작용'에 해당하는 사례를 이번 절 끝부분에서 다룰 예정이다.

무시무시한 '약의 부작용'

1957년, 독일 제약회사 그뤼넨탈은 자사에서 개발한 비(非)바르비투르산 계열 화합물 탈리도마이드를 콘테르간이라는 이름의 수면유도제로 판매했다. 소비자들은 몸에 부담이 적은 콘테르간을 두 팔 벌려 환영했다.

그러나 콘테르간이 나온 지 얼마 되지 않아 의료 종사자들 사이에 묘한 소문이 돌기 시작했다. "여태 한 번도 본 적 없는 유형의 기형아가 최근 들어 여러 명 태어났다"라는 소문이었다. 사지가 없거나 짧고, 형태가 바다표범을 닮은 이 증상은 '바다표범손발증'으로도 불렸다.

조사 결과, 기형아를 낳은 산모들이 임신 초기에 콘테르간을 복용했다는 사실이 밝혀졌다. 몸에 부담이 적은 수면제 탈리도마이드는 사실 무시무시한 부작용을 품고 있었다.

의료 종사자들 사이에서 소문이 돌던 와중, 당시 분단되어 있던 서독(독일의 통일은 1990년)의 연구자들이 뜻을 모아 1961년 학회에서 이 사태를 발표했다. 학회는 떠들썩해졌다. 그리고 학회 발표로부터 열흘도 채 되지 않아 그뤼넨탈사는 전광석화처럼 판매를 중단하고 시중에 풀린 콘테르간을 전량 회수했다.

이러한 긴급 조치 덕에 피해가 확산하지 않고 그쳤지만, 탈리도마이드의 피해자는 서독 3059명, 일본 309명, 영국 201명, 캐나다 115명, 스웨덴 107명 등 총 3900여 명에 달했다. 그뿐 아니라 아이가 사산되는 경우도 많았다. 실질적인 수치는 밝혀지지 않았지만, 총피해자는 5000여 명을 넘었을 것으로 추정한다.

그러나 일본에서는 독일에서 콘테르간이 판매 중단되고서도 반년도 더 지난 뒤(1962년 9월)에 판매가 중단되었다. 조치가 조금만 더 빨랐다면 일본의 피해자 309명 중 몇 명은 구할 수 있었을지도 모른다.

한쪽은 약이고 다른 한쪽은 독일 수도 있을까?

탈리도마이드 사건의 원인은 분자의 광학 이성질체 구조였다. 광학 이성질체란 오른손과 왼손처럼 대칭되는 한 쌍의 분자 구조를 뜻한다. 오른손을 거울에 비추면 왼손이 되고 왼손을 거울에 비추면 오른손이 되지만, 두 손은 서로 다른 손이다. 이러한 관계를 서로 '거울상 관계'라고 한다.

그림 2-1은 탈리도마이드의 구조다. 거울상 관계인 분자 A와 B는 거의 모든 것이 똑같지만, 아무리 회전해도 겹칠 수 없다. 즉, 두 분자는 서로 다른 분자다.

거울상 이성질체의 화학적 성질은 완전히 같으므로 분자 A만, 혹은 분자 B만 합성할 수 없다. 어느 쪽을 만들려 하면 반드시 A와 B의 비율이 1:1인 라세미체(Racemic form)라는 혼합물이 만들어진다. 그리고 A와 B는 일반적

[그림 2-1] 탈리도마이드 분자의 거울상 구조

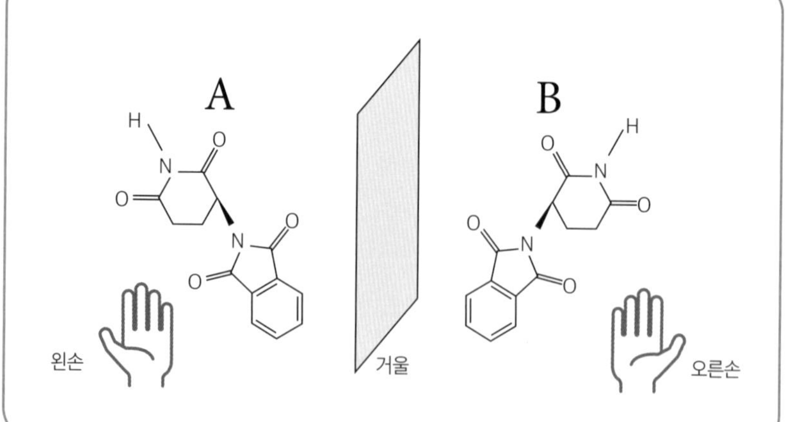

A

B

왼손

거울

오른손

인 방법으로는 분리할 수 없다.

그러나 두 광학 이성질체의 광학적 특성과 생리학적 특성은 전혀 다르다. 따라서 한쪽은 약, 다른 한쪽은 독일 수 있다. 탈리도마이드의 경우, 분자 A와 B 중 한쪽은 수면을 유도하고 다른 한쪽은 기형을 유발한다.

그렇다면 수면을 유도하는 분자만 약으로 만들어 복용하면 문제가 없었을까. 많은 광학 이성질체에서는 타당한 가정이다. 광학 이성질체를 분리하기는 어렵지만 어떻게든 분리해 약으로 작용하는 분자만 복용하면 된다.

그러나 탈리도마이드가 악마의 약이라고 불리는 이유는 바로 그 때문이다. **탈리도마이드는 특수한 광학 이성질체**여서 A만, 혹은 B만 복용하더라도 약 9시간이 지나면 A가 B로 바뀌고 B가 A로 바뀌어 A와 B의 비율이 1:1인 라세미체가 된다. **열심히 A와 B를 분리하더라도 복용하면 말짱 도루묵**이니 악마의 분자가 따로 없다.

독의 부작용? 항암 효과!

이후 탈리도마이드에 엄청난 효능이 있다는 사실이 드러났다. 이 악마의 약에 다름 아닌 항암 작용이 있었다.

탈리도마이드 사건을 연구한 결과, 탈리도마이드에 모세혈관의 발생을 방해하는 효과가 있다는 사실이 밝혀졌다. 임신 초기에는 태아의 팔과 다리가 생겨 자라는데, 이때 탈리도마이드를 복용하면 모세혈관 발생이 억제되면서 자라야 할 팔다리로 영양이 가지 못하고 팔다리가 없는 아기가 태어난 것이다.

하지만 탈리도마이드의 효과는 발육 도중인 암세포의 모세혈관에도 적용된다. 즉, 암세포의 증식을 막을 수 있다. 이러한 연구를 바탕으로 암 환자에게 탈리도마이드 약제를 처방했더니 결과는 긍정적이었다.

그뿐만이 아니다. 당뇨병으로 인한 실명(증식성 당뇨망막병증)은 망막에 새로 생긴 모세혈관이 파열하면서 발생한 출혈이 원인이다. 이 환자들에게 탈리도마이드를 처방했을 때도 역시 치료 효과를 보였다. 탈리도마이드에 한센병의 통증을 억제하는 효과가 있다는 사실도 밝혀졌다.

탈리도마이드는 한때 독극물이라는 딱지가 붙었지만, 새로 발견된 효능은 '독의 부작용'이라고 불러도 좋지 않을까.

제조·판매·사용이 제한되었던 탈리도마이드가 최근 다시 모습을 드러냈다. 그러나 이번에는 시중에 판매되는 일반 의약품이 아니라, 의사의 엄중한 처방 하에 특별히 투여한다는 조건이 붙었다.

조미료와 거울상 이성질체(D형, L형)

거울상 이성질체의 대표적인 사례는 아미노산인데, 아미노산에는 D형과 L형이라는 거울상 이성질체가 있다. 조미료의 정체는 글루탐산이라는 아미노산의 L형 이성질체다. 초창기 조미료는 천연 밀가루에서 추출했지만, 이제 화학적으로 합성할 수 있게 되었다. 그러나 글루탐산을 화학 합성하면 D형과 L형이 일대일로 만들어지는데, D형에는 맛이 존재하지 않는다.

오늘날 조미료는 미생물의 발효로 L형 글루탐산만 만들어지며 모두 '감칠맛'이 난다.

06

키노포름에도
독의 부작용이 있다?

스몬병

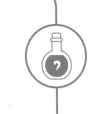

1960년대부터 1970년대까지는 미나마타병과 이타이이타이병을 비롯해 일본에 공해의 그림자가 짙게 드리웠다. 그러나 이때는 아직 공해라는 개념이 자리잡기 전이었다. 여태 본 적 없는 증상을 보이는 질병이 일본 곳곳에 나타났고, 사람들은 자기도 이미 병에 걸리진 않았을까, 혹은 걸리지 않을까 두려움에 떨었다.

풍토병이 아닌 공해

이 병에 걸린 사람은 일단 끔찍한 복통을 시작으로, 2~3주 후에는 하반신이 마비되고 힘이 빠져 걸을 수 없게 되었다. 그리고 혀에 녹색 설태가 끼고, 녹색 대변을 보고, 시력에 이상이 생기는 등 의사조차 들어본 적 없는 증상을 보였다. 게다가 백내장이나 고혈압 같은 합병증이 생기기도 했다. 여성

환자가 많은 것이 이 병의 특징이었지만, 남성 중에도 증상을 호소하는 환자가 많았다.

처음에는 특정 지역에서만 나타나는 원인불명의 풍토병으로 생각해, 발병한 사람이 많았던 지방의 이름을 따 구시로병이나 도다병으로 불렸다. **특정 지역에서 일어나는 특이한 질병을 '풍토병'이라고 일소에 부치던 시대**였다.

그러나 마침내 이때부터 풍토병이 아니라 **인근 화학 공장에서 방류한 화학 오염물질로 인한 공해라는 인식**이 자리 잡기 시작했다. 그리하여 "이 병도 공해의 일종인가?"라는 물음이 제기되었지만, 공해와 달리 환자는 공장 지대 밖에서도 생겼다.

최종적으로는 스몬병이라는 이름이 붙여졌지만, 원인은 밝혀지지 않은 채 바이러스 원인설마저 돌았다. 그러나 조사로 드러난 질병의 원인은 '약해'[*]였다.

원인은 키노포름이라는 약물이었다. 키노포름은 1889년 스위스에서 개발된 살균성 제제다. 초기에는 바르는 약으로 개발되었지만, 이후 장에서 흡수되지 않는 것으로 추정되면서 먹는 약으로 사용했다.[**] 세계대전이 발발하기 전부터 자국과 해외에서 상처 소독과 아메바성 이질 치료라는 한정된 용도로만 소량 생산되었으나, 일본은 군대에서 사용할 목적으로 1939년 생산량을 늘렸다.

---

[*]　　藥害: 약으로 인한 공해.

[**]　　실제로는 장을 통해 흡수되기 때문에 신경 조직을 침범해 스몬병을 일으켰다.

연구를 통해 스몬병은 지사제 키노포름을 복용했을 때 발생하는 신경 장애로 결론지어졌다. 약의 부작용, 즉 약해였다. 환자가 1만 1000명에 달할 정도로 큰 사태로 번졌고, 유례를 찾아볼 수 없는 대규모 소송으로 발전했다.

독(키노포름)의 부작용: 알츠하이머병의 특효약

후속 연구로 스몬병의 원인이 비타민 B_{12} 결핍이라는 사실이 밝혀졌다. 키노포름이 몸속의 비타민 B_{12}를 파괴한 탓에 스몬병이 발병했기 때문이다.

[그림 2-2] 키노포름(왼쪽)과 비타민 B_{12}(오른쪽)의 구조

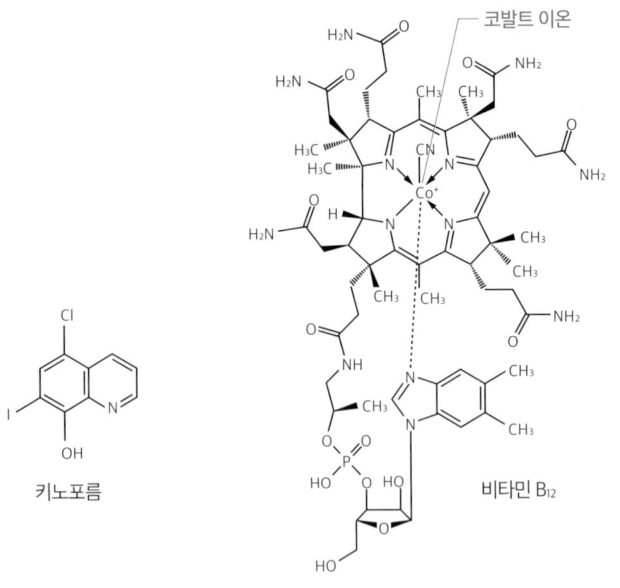

따라서 키노포름을 투여할 때 비타민 B_{12}를 함께 투여하면 약해를 예방할 수 있다.

그런데 오스트리아, 미국 등에서 키노포름을 더욱 깊이 연구한 결과, 키노포름이 중증 알츠하이머병 환자에게 상당히 효과적인 것으로 나타났다. 원리는 여전히 연구 중이다. 키노포름도 탈리도마이드와 마찬가지로 '독의 부작용'으로 불리게 될까?

키노포름이 약해를 불러온 원인은 비타민 B_{12} 결핍 때문이다. 코발트 3가 이온(Co^{3+})을 가지고 있다는 비타민 B_{12}의 화학적 특징은 널리 알려져 있다. 이 코발트 이온을 제거함으로써 알츠하이머병을 치료할 수 있다면 "3가 금속 이온이 알츠하이머병의 원인 아닐까?"라는 유추가 가능해진다.

우리 몸속의 대표적인 3가 금속 이온은 철 이온(Fe^{3+})과 알루미늄 이온(Al^{3+})이다. 그리고 알루미늄 이온이 인지 기능을 일시적으로 떨어뜨린다는 사실은 전부터 알려져 있다. 그러나 알츠하이머병은 일시적 증상과 다르다.

독·약과 인체의 관계는 이제 첫 페이지를 들추었을 뿐이다.

치매와 알츠하이머병

일본에서는 치매를 '인지증(認知症)'이라고 부른다. 과거에는 한국과 마찬가지로 치매라는 용어를 사용했지만, 치매[癡呆; 어리석을 치(癡), 어리석을 매(呆)]의 비하적인 말뜻이 문제시되어 후생노동성의 용어 검토 회의를 통해 2004년부터 인지증이라는 용어로 바뀌었다.

치매는 질병이 아니라 질병에 걸려 발생하는 증상을 일컫는 말로, 인지 기능이 떨어져 사회생활과 일상생활에 지장이 생기는 상태다. 한편 알츠하이머병은 치매를 일으키는 원인 질환 중 하나다.

알츠하이머병은 뇌에 아밀로이드 베타(β)라는 단백질이 축적되어 인지 기능의 저하를 일으키는 질환이다. 뇌에 축적된 비정상 단백질은 이윽고 뇌 신경세포를 파괴하고 인지 기능에 영향을 끼친다. 알츠하이머병 때문에 나타나는 치매를 알츠하이머성 치매라고 부른다.

약해는 어떤 재해일까?

C형 간염, 약해 에이즈, 크로이츠펠트
－야콥병

약으로 쓰이는 독이 있는가 하면 독으로 바뀌는 약도 있다. 개중에는 누가 봐도 독으로 보이는 물질이 약으로 쓰이는 사례도 있다.

의약품이 결과적으로 환자에게 악영향을 미치는 사태를 약해(藥害)라고 한다. 앞에서 들여다본 탈리도마이드 사건과 스몬병 사건도 이에 해당한다. 또 다른 약해의 사례를 알아보자.

약해 간염: 10년이 지나서야 금지된 혈액제제

일본에는 약 5000명의 혈우병 환자가 있다. 혈우병은 지혈에 필요한 응고 인자가 부족해서 한 번 피를 흘리면 출혈이 멈추지 않는 병이다. 출혈이 생겼을 때 치료하기 위해 사용하는 의약품이 바로 인간의 혈액으로 만든 혈액제제다.

그러나 당시에는 이 혈액제제에 **바이러스**를 비활성화하는 가열 처리를 하지 않았다. 초창기 일본에서는 헌혈자 한두 명의 혈액에서 혈액제제(동결침전제제)를 필요한 만큼 만들었다. 그러나 곧 수천 명에서 2만 명 이상의 헌혈자로부터 혈장을 수집해 대량으로 만들 수 있게 되었다.

그러나 수많은 헌혈자 중 간염 바이러스에 감염된 사람이 한 사람이라도 있다면 수집한 혈장이 전부 오염될지도 모른다. 그러므로 헌혈자 한두 명의 피로 만든 혈액제제에 비해 바이러스 감염자가 대량으로 발생할 위험성이 있다.

[그림 2-3] 간염의 유형별 특징과 차이

병명	바이러스	감염 경로	지속감염*	백신
A형 간염	A형 간염 바이러스 (HAV)	경구 감염 (물고기, 생굴 등의 어패류 생식)	없음 (급성간염·극증간염**)	있음
B형 간염	B형 간염 바이러스 (HBV)	혈액·체액 (성 매개 감염, 바늘, 모자 감염 외)	있음 (급성간염·극증간염 ·만성간염)	있음
C형 간염	C형 간염 바이러스 (HCV)	혈액 (바늘 외)	있음 (만성간염)	없음
E형 간염	E형 간염 바이러스 (HEV)	경구 감염 (집돼지, 멧돼지, 사슴 등의 고기 생식 외)	없음 (급성간염·극증간염)	없음

(출처: 일본 가나가와현 위생연구소)

---

* 　증상을 보이지 않고 감염 상태가 지속되는 감염 유형. 지속 감염은 다시 만성감염과 잠복감염으로 나뉜다.
** 　급성간염의 경과 중 의식장애를 비롯한 급성 간 부전 증상으로 단기간에 사망하는 증상.

　　　　　　　　　　　　제 2 장 독이냐 약이냐, 그것이 문제로다!

이러한 위험성은 1960년대부터 지적되어왔고, 1977년에는 미국 식품의약국(FDA)이 의약품의 승인을 철회하기까지 했다. 그러나 일본에서는 1964년부터 1988년까지 혈액제제가 계속 판매되었다.

그 결과 발생한 약해가 C형 간염이다. 간염은 간세포가 망가져 간이 제대로 기능하지 못하는 질병이다. 간염은 대부분 바이러스성 감염으로, 바이러스의 종류에 따라 A형, B형, C형으로 구분한다. B형과 C형은 만성화되기 쉬우며 간 경화와 간암의 주요 원인이기도 하다.

미국에서는 1977년에 이 혈액제제의 사용이 금지되었지만, 일본에서는 그로부터 10년이나 지난 1987년에 금지되었다. 피브리노젠(혈액 응고 인자) 제제를 투여받고 C형 간염 바이러스에 감염된 일본의 피해자 수는 정확히 파악되지 않았다. 그러나 1980년 이후 피브리노젠 제제를 투여받은 환자는 약 29만 명으로, 그중 1만 명 이상이 C형 간염 증상을 보였을 것으로 추정한다.

약해 에이즈: HIV의 혼입

인간의 혈액 속에는 다양한 바이러스가 존재한다. 앞에서 알아본 C형 간염은 C형 간염 바이러스가 일으키는 질병이다. 그리고 혈액제제에는 에이즈의 원인 바이러스(HIV)도 섞여 있어 HIV 감염자와 에이즈 환자를 만들어낼수 있다. 이것이 바로 약해 에이즈 사건이다.

가열하지 않은 혈액제제로 인한 HIV 감염의 약해 피해는 전 세계에서 일어났는데, 일본에서는 모든 혈우병 환자 중 약 40%를 차지하는 1800명이

HIV에 감염되었다고 한다.

약해 간염과 약해 에이즈 사건은 약물 자체에 독(바이러스)이 섞인 것이 원인이므로 오염된 혈액제제는 실질적인 독극물이라고 불러야 할지도 모르겠다.

크로이츠펠트-야콥병

크로이츠펠트-야콥병이라는 이름이 낯선 사람도 있을 것이다. 하지만 2000년대에 사회를 떠들썩하게 한 광우병과 비슷한 질병이라고 하면 어떤 질병인지 감이 오지 않을까.

광우병은 소의 단백질인 프라이온의 분자 구조가 갑작스럽게 변형되면서 발생한다. 단백질은 복잡하며 매우 정교하게 접힌 구조다. 효소를 비롯한 단백질의 주요 기능은 이 입체 구조 덕에 성립되며, 입체 구조가 변형되면 단백질은 기능을 잃어버린다.

입체 구조가 변형된 프라이온은 다른 프라이온의 입체 구조마저 일그러뜨린다. 그 결과 뇌에 스펀지처럼 구멍이 뚫리면서 죽음에 이르게 된다. 광우병에 걸린 소를 먹으면 인간도 광우병에 걸릴 우려가 있다.

크로이츠펠트-야콥병은 머리뼈 수술 중 사람의 시신에서 채취한 건조 경막을 이식받은 환자가 걸리는 병으로, 전 세계에서 문제가 되었다. 이 병은 중추신경계의 변성 질환으로, 온몸의 불수의운동*과 급속히 진행되는 치매

---

* 우리 몸의 일부분이 의식 또는 의지에 따라 움직이지 않는 상태. 신경계 질환으로 생긴다.

가 특징이다. 이식받은 건조 경막에 있던 비정상 프라이온이 환자의 중추신경으로 침투한 것이 원인이라는 가설이 유력하다. 현재로서는 근본적인 치료법이 없고, 발병 후 평균 수명은 약 1.2년이다.

알츠하이머병과 증상이 비슷해, 알츠하이머병으로 진단받고서 사망한 환자를 병리 해부하고서야 크로이츠펠트-야콥병으로 밝혀질 때도 있다. 병리 해부를 하기 전까지는 판별이 어려운 탓에 알츠하이머병으로 진단받은 크로이츠펠트-야콥병 환자가 실질적으로 몇 명인지는 집계되지 않았다.

이 역시 몸에 독극물이 침투해 생긴 질병이라고 볼 수 있다.

백반증 사건(로도데놀 사건)

백반증은 생명과 직결된 약해는 아니지만, 피해 여성에게는 심각한 문제다.

원인은 로도데놀이라는 물질이다. 2008년 일본 화장품 기업 가네보에서 허가를 받고 의약외품을 미백 성분으로 배합한 화장품을 출시했다. 이를 바르고부터 피부에 흰 반점(백반)이 생겼다며 호소하는 사람이 속출했고, 화장품은 2013년 회수된 사건이 이 백반증 사건이다. 약 2만 명에 이르는 사람들에게 증상이 나타났다고 한다.

로도데놀은 자작나무 껍질과 일본복자기나무에 많이 들어 있는 성분이다. 흰 반점이 생긴 원인은 로도데놀이 피부 안쪽에서 대사될 때 발생한 산화물이 멜라닌 세포를 파괴했기 때문으로 추정된다. 환자 중 77%는 흰 반점에 대한 표준 치료로 차도를 보였다.

바이러스는 생명체일까?

이 세상의 모든 존재는 생물과 무생물로 나뉜다. 생물은 다음과 같은 세 가지 조건을 만족해야 한다.

① 스스로 영양분을 섭취한다.
② 스스로 증식할 수 있다.
③ 세포 구조다.

바이러스가 위의 조건을 만족하는지 따져보자. 바이러스는 숙주에 기생해 영양소를 얻으므로 조건 ①을 만족하지 않는다. 그리고 세포 구조가 없고 핵산을 캡시드라는 단백질로 감싼 형태이므로 조건 ③도 만족하지 않는다. 그러므로 바이러스는 생물이 아니라고 할 수 있다. 다만 조건 ②는 완벽하게 만족하므로 '생물에 가까운 무생물'로 간주한다.

불로불사의 약을 찾아서

고다이고 천황의 제조법

불로불사를 믿는 현대인은 없지 않을까. 그러나 과학 지식이 부족했던 옛날에는 그렇지 않았다.

불로불사가 전 인류의 소원인 만큼 불로장생약에 관한 이런저런 소문이 전해 내려왔다. 고대 그리스에는 넥타르라는 신들의 음료가, 고대 인도에는 암리타라는 음료가 불로불사를 이루어준다는 신화가 있다. 일본에서 가장 오래된 역사책인 『고사기』에는 비시향과(非時香菓)라는 나무 열매를 먹으면 불사가 된다는 내용이 있다. 그러나 오늘날에는 이러한 약재 혹은 식재의 처방을 알 수 없는데다 정말 실재했는지조차 의심스럽다.

반면 처방전이 남아 있어 내용이 명확한 불로불사약이 있는데, 바로 중국의 선약이다. 중국 황제 중 몇 명은 선약을 불로불사약으로 믿고 먹었다고 한다.

수은은 불사조

수은은 표면장력이 매우 큰 은색 액체 금속이다. 그래서 손바닥에 수은 한 방울을 떨어뜨리면 반짝이는 작은 구체 형태로 연꽃잎 위의 물방울처럼 쉬지 않고 또르르 굴러간다. 그 모습이 마치 '살아 있는 듯해' **중국에서는 수은에 생명이 있다고 믿었다.**

수은을 공기 중에서 약 400℃로 가열하면 산화되어 까만 산화수은으로 변한다. 이 고체는 반짝이지도 움직이지도 않는다. 즉, 수은이 죽어 '살아 있는 듯한' 모습이 사라진다.

그런데 이 산화수은을 약 500℃까지 계속 가열하면 고체가 분해되어 원래의 수은으로 돌아오면서 광채를 띠고 다시 움직이기 시작한다. 수은이 되살아난 것이다. 중국인들은 이러한 수은의 특징을 보고 "수은이야말로 불속에서 되살아나는 불사조"라고 믿었다.

불로불사의 선약

이 불로불사의 수은을 먹으면 자신도 불로불사가 되지 않을까 하는, 안타까울 만큼 단순한 생각에서 만들어진 결과물이 중국의 불로불사약인 선약이다. 하지만 말도 안 되는 오해다. 수은은 공해·미나마타병의 원인이며, 현대인 중 수은의 독성을 모르는 사람이 없을 정도로 유명하다. 이런 독극물을 계속 먹고도 멀쩡할 리가 없다. 중국 황제는 피부가 흙빛으로 바뀌고 목소리는 갈라지고 신경을 침식당한 탓에 시도 때도 없이 화를 냈다고 한다. 기뻐한 사람은 주위에서 황제를 조종하는 환관들뿐이었다.

고다이고 천황의 제조법이 발견되다

이 선약의 제조법이 일본 고다이고 천황(1288~1339)의 소장 문서 속에서 발견되었다. 대학 약학부는 선약을 재현해달라는 의뢰를 받고, "약의 제조법이 아니라 폭약의 제조법"이라며 사절했다. 금속, 그중에서도 질산염이 포함된 제조법이었다고 한다.

다음으로 찾은 공학부는 "이런 위험물은 취급할 수 없다"라며 사절했다. 그러나 흥미를 품은 고등전문학교 교사의 협조 덕에 선약을 환약의 형태로 재현할 수 있었다.

제조법을 가지고 있던 고다이고 천황은 가마쿠라 막부와 패권을 다툰 끝에 교토에서 요시노로 추방당했지만, 남조(南朝)를 수립해 황권 탈환의 불을 활활 태운 인물이다. 아마 제조법은 가지고 있었을 뿐, 실제로 사용하지는 않았을 것이다. 만약 고다이고 천황의 체모를 손에 넣을 수 있다면 조사해보고 싶을 따름이다.

새집증후군과 다이옥신

우리 주변에는 살충제, 표백제, 염색제 등 잘못된 방향으로 사용하면 위험한 물질이 매우 많다. 개중에는 한때 대대적으로 주의를 촉구했으나 지금은 귓등으로도 듣지 않는 물질이 있다. 바로 새집증후군과 다이옥신이다. 새집증후군과 다이옥신은 왜 화제에 오르지 않게 되었을까.

새집증후군은 문제의 본질이 명확하게 밝혀져 화학적 해결책이 확립되었다. 그리고 다이옥신은 폐기물이 낮은 온도에서 불완전 연소할 때 발생하므로, 이를 해결하기 위해 고열 쓰레기 소각 시설이 전국에 세워졌다. 현재 해결책이 필요한 문제는 지구온난화에 따른 기후 변화다. 정밀하고 객관적인 조사는 물론, 신중하면서도 신속한 대응이 필요하다.

원료는 무엇이든 좋다, 효과만 있으면 OK

정력제

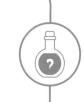

시간이 흘러도 변하지 않는 인류의 소원은 "언제까지나 건강하게 살고 싶다"이리라. 약은 그 소원을 이루기 위해 존재한다. 약은 효과가 좋고 부작용이 없으면 된다. 원료는 무엇이든 좋다. 그래서인지 듣고 깜짝 놀랄 만한 물질이 약으로 쓰이기도 한다.

가장 두드러지는 사례는 이른바 정력제가 아닐까. 건강한 동물의 기운을 받아 왕성한 정력을 조금이나마 자기 것으로 만들려는 속셈 때문인지, 기운 넘치고 혈기 왕성한 수많은 동물이 인간의 입에 들어갈 약재로 희생되었다.

정력제의 원료: 물개? 도마뱀붙이?

물개의 성기, 사슴의 뿔, 코뿔소의 뿔, 도롱뇽, 전갈, 뱀술, 도마뱀붙이 구이, 곰의 쓸개즙, 동충하초, 그리고 인간의 정액까지, 정말 사람의 상상력에는 끝이 없다.

왜 물개의 성기일까. 아마 수컷 한 마리가 수십 마리의 암컷을 이끌며 무리를 이루는 물개의 생태 때문이 아니었을까. 사슴이나 코뿔소의 뿔은 모양이 훌륭해서이리라.

동충하초는 매미 같은 벌레의 유충에 특정 균류가 기생해, 겨울에는 유충의 형태이지만 여름에는 유충의 양분을 빼앗아 균류에서 식물로 바뀌는 생물이다. 이러한 생태를 보고 불사조 같은 불사 전설을 만들어냈을지도 모른다.

도마뱀붙이 구이는 만들기 굉장히 까다롭다. 우선 교미 중인 도마뱀붙이를 찾아 억지로 떼어놓은 다음 대나무 통에 집어넣는다. 이것만으로도 괴상하기 짝이 없지만, 이 두 마리를 대나무 통의 각 마디에 나란히 넣는다. 며칠 뒤 대나무 통을 쪼개 보면 도마뱀붙이가 대나무 마디를 깨물어 부수고 교미하는 상태로 죽어 있다. 그 두 마리를 새까맣게 태우면 도마뱀붙이 구이가 만들어진다. 실제로 약효가 있는지는 알 수 없다.

도마뱀붙이는 파충류이고 영원은 양서류로, 도마뱀붙이와 비슷하게 생긴 양서류에는 도롱뇽이 있다. 도롱뇽을 통째로 먹는 풍습이 있는데, 담수 생물을 산 채로 먹는 것은 위험하다. 어떤 세균이나 기생충이 있을지 모르기 때문이다. 미식가로 유명한 일본의 도예가 기타오지 로산진의 사인은 일본에 서식하는 흡혈 기생충이었다. 그는 평소 민물에 사는 우렁이를 좋아했는데, 그 안에 기생하던 흡혈충이 원인이었다고 한다.

정력제의 성분

전갈, 살무사, 반시뱀으로 만든 술은 강한 독과 강한 정력을 혼동한 탓에 생긴 비극이다. 이 뱀들로 만든 술이 정말로 인간에게 정력제로 작용할까.

곤충과 뱀의 독은 단백독, 즉 단백질성 독이다. 단백독의 입체 구조는 복잡하면서 정교하며, 독성을 포함한 모든 기능은 이 입체 구조로부터 비롯된다.

그리고 구조가 복잡하고 정교한 만큼 민감하기도 한데, 열·산·염기·알코올 등의 영향으로 조금이라도 변화가 생기면 분자가 파괴된다. 이를 단백질의 변성이라고 한다. 한 번 변성된 단백질은 두 번 다시 원래대로 돌아가지 못한다. 날달걀이 열 변성되어 만들어진 삶은 달걀을 냉동고에서 얼리더라도 다시 날달걀이 되지 않는 것도 이러한 원리다.

살무사와 반시뱀의 독도 마찬가지다. 소주에 담가 알코올 변성시키면 독성이 사라진다. 단, 변성되기까지 시간이 걸린다. 반시뱀을 소주에 담갔을 때 변성되기까지 얼마나 걸리는지에 관한 실험 데이터가 있는지는 알 수 없다. 위궤양을 고치려고 살무사 독을 마실 때 자칫 잘못하면 살무사에게 물린 것과 똑같은 상태가 된다. 모든 책임은 본인에게 있다.

게다가 변성된 살무사 독은 단순히 아미노산의 나열에 지나지 않는다. 이것을 먹어도 위에서 가수분해되어 아미노산이 될 뿐이다. 건어물이나 두부와 다름없다.

효과가 전부: 곰팡이에서 항생 물질이

약의 원료는 중요하지 않다. 어디서 찾아내든 실제로 효과가 있으면 된다. 과학자들의 주장과 별개로 질병에 효과가 있으면 명약이다.

항생 물질도 평범하지 않은 과정으로 발견했다고 할 수 있다. **제1호 항생 물질인 페니실린은 푸른곰팡이에서 발견되었기 때문**이다. 보통 푸른곰팡이가 핀 식품을 먹으려는 사람은 없다. 그러나 푸른곰팡이의 분비물이 질병을 극적으로 치료한다는 것도 사실이다. 약은 효과만 있으면 충분하므로 그 밖의 정보는 파고들지 않는다. 이후 다른 곰팡이와 균류에서도 유효 성분을 발견할 수 있을지 모른다는 예상 속에 전 세계의 곰팡이와 균류를 대대적으로 연구하기 시작했다.

혈압 조절과 자궁 근육의 긴장 완화 등 인간의 내장 기관에 폭넓게 영향을 미치는 프로스타글란딘(Prostaglandin)은 이름 그대로 남성의 전립샘(Prostate gland)에서 발견된 물질이다. 지금은 프로스타글란딘을 화학 합성으로 만들지만, 초기에는 남자 화장실에 통을 놓고 소변을 받아 추출했다.

의약품은 아니지만, 폭약의 원료인 초석(질산포타슘) 역시 옛날에는 사람의 소변으로 만들었다. 매일 다 같이 짚단에 소변을 누면 소변에 함유된 요소[(NH₂)₂CO]가 토양 세균 때문에 질산(HNO₃)으로 바뀐다. 짚단을 태운 재와 함께 이 짚을 삶으면 재에 들어 있는 포타슘(K)이 질산과 반응해 매끈한 바늘 모양의 결정인 질산포타슘(KNO₃)이 만들어진다.

결정은 유리 바늘처럼 매끈하지만, 만들어지는 과정에서 나는 악취는 상상을 초월했다. 일본에서는 히다시와 다카야마시가 초석의 산지로 유명한

데, 이는 프랑스의 화려한 부르봉 왕조도 비슷하다. 부르봉 왕조에서는 초석 제조인이 왕국 직속의 특별 직책이었고, 화약도 귀중한 고가품이었다. 전쟁이 길어지면 화약이 부족해지니 그 뒤 정전 협상에 들어가면서 전쟁이 끝났다.

그러나 제1차 세계대전부터는 엄청나게 많은 화약을 쓸 수 있게 되었다. 그 이유는 무엇일까. 20세기에 들어 독일의 하버와 보슈라는 두 화학자가 질산을 무한정 합성할 수 있는 공법인 하버-보슈법을 발명했기 때문이다.

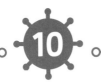

비전 비약을 갖고 싶어
찾은 것은?

미라도 약

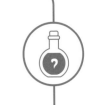

수입한 미라를 어디에 썼을까?

"미라 도굴꾼이 미라가 된다"라는 말이 있다. 미라를 훔쳐 한몫 잡으려고 따가운 햇볕이 내리쬐는 나라에 들어갔다가 미라를 발견하기도 전에 자신이 먼저 말라비틀어져 미라가 된다는 말로, "상대를 설득하려던 사람이 반대로 상대에게 설득당한다"라는 속뜻을 담고 있다.

그런데 미라 도굴꾼은 왜 미라를 훔치려 했을까. 미라에 어떤 가치가 있었을까.

고대 이집트에서는 되살아난 영혼이 다시 시신으로 들어갈 수 있도록 보존하기 위해 시체를 미라로 만들었다. 이집트의 파라오, 투탕카멘의 미라는 완벽하게 처리되어 장엄한 관과 눈부신 황금으로 장식된 후 피라미드에 매장되었다.

고대 이집트 시대에 방대한 양의 미라가 만들어졌지만, 현대에는 미라가 그만큼 많이 남아 있지 않다. 어떻게 된 일일까. 답은 '소비되었기 때문'이다.

결핵의 특효약으로 쓰인 미라?

한때 미라는 이집트 특산품으로 여러 나라에 수출되어 이집트의 외화 획득에 공헌했다. 심지어 거래가 활발했던 나라 중에 일본도 있었다니 놀라운 일이다. 일본은 미라를 수입해서 무슨 용도로 사용했을까. 그건 놀랍게도 약이었다.

냉정히 생각하면 미라는 포유류가 건조된 물체이므로, 육포 같은 상급 단백질이며 환자의 단백질·칼슘 보급에 쓰였을 것이다. 이 점은 상상하지 않아도 알 수 있다. 실제로 미라는 결핵의 특효약으로 톡톡히 쓰였다. 가다랑어를 말린 가다랑어포에서도 육수를 짤 수 있으니, 인간을 건조한 미라에서 양질의 육수가 안 나오리라는 법도 없다.

미라가 약으로 쓰인 또 다른 이유가 있다. 미라는 단순히 사막에 방치해 건조한 시체가 아니다. 전갱이를 말릴 때도 건어물 육수로 가공하고, 최근에는 와인을 이용한 가공법도 있다.

미라를 만드는 전문가들은 고대 이집트의 의사나 다름없는 지식을 갖춘 고도의 기술자 집단이었다. 그들은 비전 비약으로 미라를 만들었다. 그리고 그 비약은 오랜 역사 동안 미라에 남아 있었다. 미라를 이용한 이유는 비약을 약으로 쓰기 위해서였다.

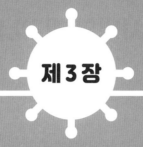

제 3 장

독은
어떻게 사람을 죽일까?

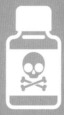

실명·사망의 메커니즘

메탄올의 독성

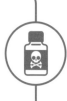

독은 사람의 건강을 해치고 목숨을 앗아가는 화학 물질이다. 화학 물질은 화학 반응을 일으키며, 화학 물질이 사람의 목숨을 앗아가는 것 역시 화학 반응이다. 그리고 화학 반응에는 반응이 일어나고 진행되고 완결되는 순서가 있다. 이를 '반응 메커니즘'이라고 한다.

그렇다면 독이 사람의 목숨을 앗아가는 메커니즘은 무엇일까. 대다수 독의 메커니즘은 밝혀지지 않았지만, 개중에는 메커니즘이 어느 정도 밝혀진 독도 있다. 이번 장에서는 그 사례를 소개하고자 한다.

숙취의 메커니즘
술에는 알코올의 일종인 에탄올(C_2H_5OH)이 들어 있다. 술을 마셨을 때 식욕이 증가하고 성격이 쾌활·유쾌해지는 원인은 에탄올의 작용 때문이다.

메탄올(CH_3OH)도 알코올의 일종으로 분자 구조가 에탄올과 비슷하지만, 메탄올은 틀림없는 독극물이다. 약간만 마셔도 눈이 멀고 많은 양을 마시면 죽음에 이른다. 두 물질의 차이는 어디에서 비롯되었을까.

생물은 밥이든 술이든 **체내에 들어온 유기물을 산화해 영양원**으로 만드는데, 이를 '대사(Metabolism)'라고 한다. 체내에 들어온 에탄올은 일단 알코올 산화 효소가 아세트알데하이드라는 물질로 산화시키고, 이어서 알데하이드 산화 효소가 아세트산으로 산화시킨다. 그리고 아세트산이 다시 산화되면 마지막으로 이산화탄소와 물로 분해된다.

이 과정에서 생성된 아세트알데하이드는 몸에 해로운 물질이며 숙취의 원인으로 지목된다. 그러나 산소와 반응해 분해된 아세트산은 인체에 해롭지 않다.

[그림 3-1] **아세트알데하이드의 분해 과정**

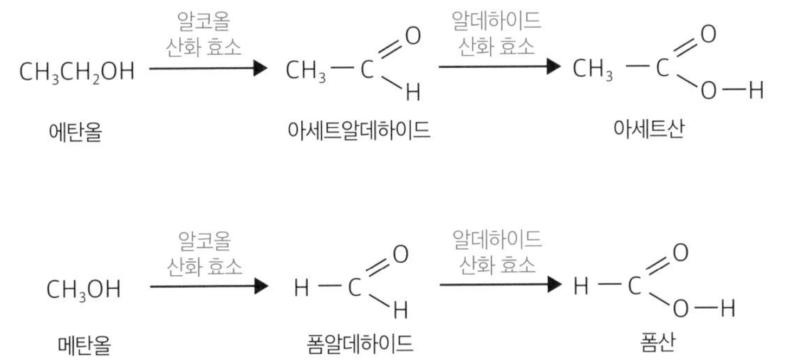

그러므로 알데하이드 산화 효소가 적은 사람은 시간이 지나도 해로운 아세트알데하이드가 몸 안에 남아 부정적인 영향을 미친다. 이 숙취가 주량을 결정하는 요인이다. 알데하이드 산화 효소의 양은 유전자에 따라 결정되므로 부모님이 술이 약하면 자녀도 약한 경우가 많다.

메탄올을 마셨을 때 실명하거나 사망하는 이유는?

메탄올을 마셔도 똑같이 산화 반응이 일어난다. 메탄올은 폼알데하이드, 폼산(개미산)을 거쳐 이산화탄소와 물로 분해된다. 그런데 이 폼알데하이드와 폼산은 독성 물질이다.

고등학교 과학실에 하얗게 변색된 뱀과 개구리 표본이 유리로 된 표본병 속 액체에 들어 있었을 것이다. 그 액체는 30% 폼알데하이드 수용액으로 포르말린이라고도 한다. 폼알데하이드는 단백질을 딱딱하게 변성시키는 독극물이며 새집증후군의 원인이기도 하다. 메탄올을 마셔 체내에 폼알데하이드가 생성되면 당연히 목숨이 위험해진다.

그렇다면 메탄올을 마셨을 때 실명하는 이유는 무엇일까. 이는 시각 메커니즘과 관련되어 있다.

유색 채소를 잘 먹지 않으면 비타민A 부족으로 야맹증에 걸린다. 유색 채소에는 카로틴이 함유되어 있는데, 카로틴이 체내로 들어가면 산화 효소가 비타민A 분자 두 개로 분해한다. 비타민A는 하이드록시기(-OH기)가 달린 알코올이다.

이 알코올을 알코올 산화 효소가 산화시켜 알데하이드인 레티날이 된다.

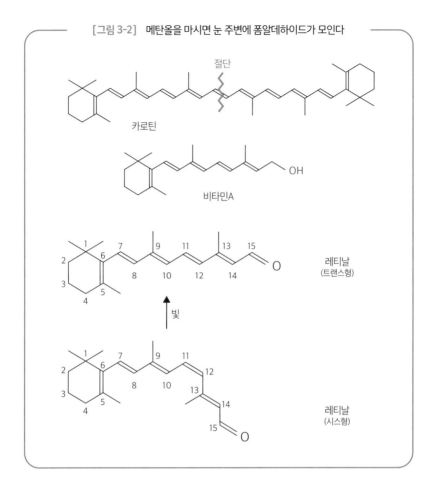

[그림 3-2] 메탄올을 마시면 눈 주변에 품알데하이드가 모인다

절단

카로틴

OH

비타민A

1 7 9 11 13 15
2 6
3
4 5 8 10 12 14

레티날
(트랜스형)

빛

1 7 9 11
2 6
3 12
4 5 8 10
13
14
15 O

레티날
(시스형)

레티날은 시각 메커니즘의 기원에 해당하는 물질이다. 즉, 빛에 때문에 레티날 분자가 시스(cis)형에서 트랜스(trans)형으로 형태가 바뀌면 신경세포가 이에 반응해 정보를 뇌에 보냄으로써 뇌가 빛을 감지하는 원리다.

이 때문에 눈 주변에는 레티날을 만드는 산화 효소가 대량 존재한다. 여기에 혈액을 타고 메탄올이 들어온다면 어떻게 될까. 눈 주변부터 폼알데하이드와 폼산이 생성된다. 이것이 실명의 원인이다.

12

왜 사람은 독극물을 먹으면 죽을까? (1)

청산가리의 호흡독

서스펜스 소설이나 드라마에 등장하는 독극물은 대부분 **청산가리**(정식 명칭: 사이안화포타슘, KCN)다. 청산가리가 위로 들어가면 위액의 염산과 반응해 청산 가스라고도 불리는 사이안화수소(HCN)가 만들어진다.

사이안화물 계열 독은 모두 사이안화수소의 작용 때문이므로, 위에 산이 존재하지 않으면 청산가리도 독으로 작용하지 않는다.

사이안화수소는 왜 몸에 해로울까. 바로 **호흡을 억제**하기 때문이다. 청산 가리의 작용 메커니즘에는 조효소*인 사이토크롬(cytochrome)이 관여한다. 이 부분은 화학적으로 깊게 파고들면 설명이 매우 복잡해지므로 조금 더 알기 쉽게 메커니즘을 소개하려 한다.

＊　　Coenzyme: 효소에 붙어 효소의 작용을 돕는 저분자 화합물.

산소를 운반하는 세포 호흡의 원리

동물은 폐로 산소를 들이마시는데, 이때 폐 세포에 존재하는 헤모글로빈이라는 단백질이 산소와 결합한다. 헤모글로빈의 구성 요소 중에는 헴(그림 3-3 가운데)이라는 분자가 있다. 헴의 구조는 도넛 중심에 딸기를 꽂은 것처럼 생겼다. 도넛에 해당하는 부분은 포르피린(그림 3-3 왼쪽)이라는 분자다.

그리고 딸기에 해당하는 부분은 철 이온(Fe^{2+}, 헴 분자 중앙)이다. 철 이온 대신 마그네슘 이온(Mg^{2+})이 결합하면, 식물의 엽록소(그림 3-3 오른쪽)가 된다.

식물이든 동물이든 중요한 부분의 구조는 상당히 비슷함을 알 수 있다. 조물주의 도구 상자에는 의외로 부속품이 몇 개 안 들어 있을지도 모른다.

각설하고, 혈액 속의 산소는 이 철 이온에 결합한다. 그리고 산소와 결합한 헤모글로빈은 혈류를 타고 뇌나 근육 세포로 이동해 산소를 세포로 전달한다.

[그림 3-3] 헴의 구조

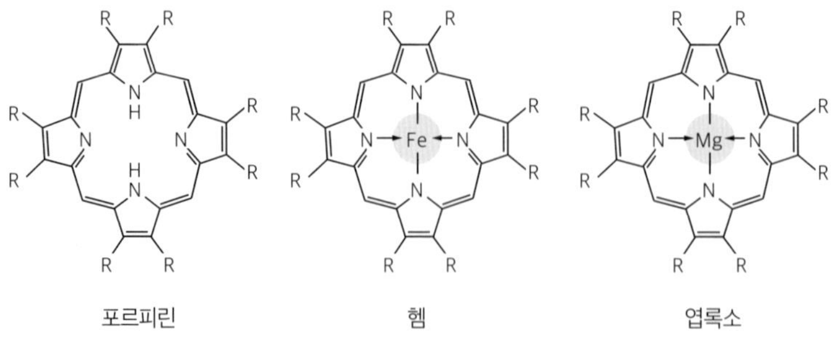

포르피린   헴   엽록소

산소와 분리된 헤모글로빈은 다시 혈류를 타고 폐로 돌아가 다음 산소를 세포로 전달한다. 이렇게 헤모글로빈은 배달원처럼 계속해서 세포로 산소를 전달한다. 이 현상을 세포 호흡이라고 한다.

호흡을 억제하는 사이안화 이온

그런데 여기에 사이안화수소에서 발생한 사이안화 이온(CN^-)이 들어오면, 사이안화 이온은 산소를 억누르고 강제로 헤모글로빈의 철 이온과 결합한다. 심지어 사이안화 이온은 한 번 결합하면 절대로 헴과 분리되지 않는다. 사이안화 이온과 결합한 헤모글로빈은 산소를 세포로 전달할 수 없다. 물론 뇌에도 산소가 도달하지 않기 때문에 사람은 목숨을 잃고 만다.

이러한 작용을 하는 독을 일반적으로 호흡독이라고 한다. 호흡독은 폐의 근육을 마비시켜 호흡 운동을 억제한다고 해서 붙여진 이름이 아니다.

일산화탄소의 독성도 같은 원리다. 과거 도시가스의 주성분인 일산화탄소로 인한 사고나 자살로 죽는 사람이 매우 많았다. 최근에는 순간 온수기의 불완전 연소로 발생한 일산화탄소에 중독되어 사망하는 사고가 문제로 대두되고 있다.

이산화탄소의 독성

일산화탄소는 맹독으로 유명하지만, 이산화탄소는 해롭지 않다고 생각하는 사람이 있을 것이다. 그러나 이는 터무니없는 오해다. 이산화탄소의 농도가 3~4%를 초과하면 두통, 현기증, 구토감을 느끼고, 7%를 초과하면 의식을 잃고 실신하며, 그대로 방치되면 죽음에 이른다.

드라이아이스는 이산화탄소 덩어리라서, 드라이아이스가 녹으면 이산화탄소가 대량으로 발생한다. 이산화탄소는 공기보다 무겁기 때문에, 만약 드라이아이스를 담은 아이스박스를 차에 두었을 때 이 드라이아이스가 녹으면 뒷좌석에 누워 자는 아기가 위험해진다.

왜 사람은 독극물을 먹으면 죽을까? (2)

복어의 신경독

"복어는 먹고 싶고, 목숨은 아깝고"라면서도 사람들은 과거부터 복어를 먹었고 그중 목숨을 잃은 사람도 있었다. "걸리면 죽는 건 총과 똑같다" 해서 옛날 사람들은 복어를 '철포'*라고 불렀고, 지금도 일본에서 복어회를 '뎃사', 복어 맑은탕을 '뎃지리'라고 부르는 것은 그 흔적이다.

일본의 인간문화재인 가부키 배우 반도 미쓰고로는 복어 독 중독으로 1975년에 사망했다. 왜 복어 독은 목숨을 앗아갈까.

신경독의 원리

복어 독은 신경독으로, 신경세포에 작용해 목숨을 앗아간다. 복어 독의 메커니즘

---

*　鐵砲, 일본어로 '뎃포'라고 읽는다.

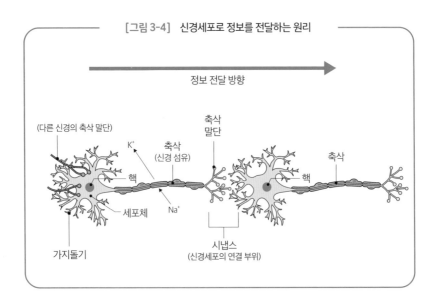

[그림 3-4] 신경세포로 정보를 전달하는 원리

정보 전달 방향

(다른 신경의 축삭 말단)

K⁺

핵

세포체

Na⁺

가지돌기

축삭
(신경 섬유)

축삭
말단

시냅스
(신경세포의 연결 부위)

핵

축삭

을 이해하기 위해 우선 신경전달기구를 살펴보자(그림 3-4).

인간의 신경전달은 뉴런이라는 신경세포를 통해 이루어진다. 뉴런은 세포체라는 별 모양 부분과 세포체에서 뻗어 나온 긴 신경 섬유인 축삭으로 이루어져 있다. 세포체에는 가지돌기가, 축삭 끝에는 축삭 말단이라는 나무뿌리처럼 생긴 돌기가 각각 있다. 신경세포들은 이 돌기끼리 휘감듯이 연결되어 있다. 이 연결 부위를 시냅스라고 한다.

뇌에서 근육으로 가는 신경 정보는 하나가 아니라 여러 개의 뉴런을 통해 전달된다. 전기 신호는 뉴런 내부를 이동한다. 전화 통화를 생각하면 이해하기 쉬울 것이다.

그러나 인접한 두 뉴런 사이에는 공간이 있어 전선이 연결되어 있지 않다.

[그림 3-5] 복어 독 테트로도톡신의 구조식

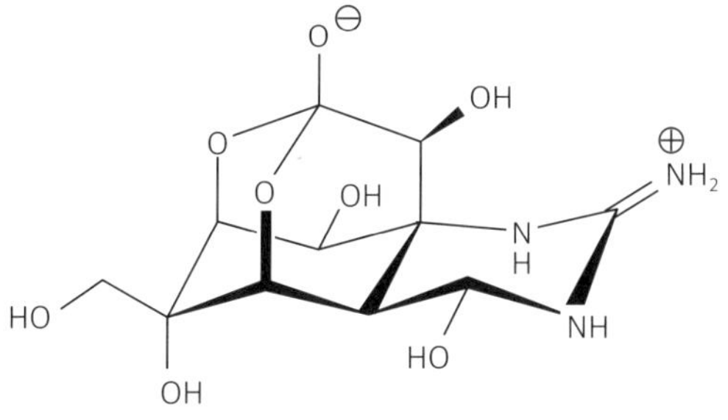

그래서 뉴런과 뉴런 사이에 연락을 주고받기 위해서는 '편지'가 필요하다. 이 편지에 해당하는 물질이 바로 신경전달물질이다.

복어 독, 테트로도톡신은 '**전화 통화**'를 방해한다. 축삭 안쪽에는 포타슘 이온 (K^+)이, 바깥쪽에는 소듐 이온(Na^+)이 있다. 두 이온은 세포막을 통해 이동할 수 있는데, 이때 사용하는 통로가 세포막에 있는 '채널'이라는 문이다.

신경전달이 막힌다 → 심장 근육이 움직이지 않는다 → 죽음에 이른다

신경전달은 두 이온이 이동하면서 발생한다. 신경 자극이 오면 K^+이 채널을 통해 축삭 밖으로 나가고, 그 대신 바깥에 있던 Na^+이 채널을 통해 축삭 안으로 들어온다. 그리고 자극이 지나가면 Na^+은 다시 축삭 밖으로, K^+은 축삭 안으로 들어오면서 원래 상태로 돌아온다.

여기서 **복어 독**과 **투구꽃 독**의 차이가 드러난다.

[그림 3-6]   투구꽃 독 아코니틴의 구조식

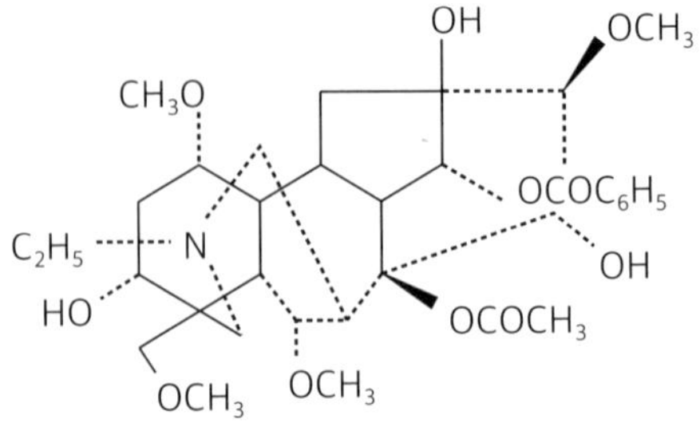

복어 독은 채널의 입구를 막아 Na^+이 세포 안으로 들어가지 못하게 한다. 이 때문에 신경전달이 그 이상 진행되지 않는다.

그러면 어떻게 될까. 신경전달이 막히면서 근육에 정보가 들어오지 않아, 근육이 멈추고 심장과 폐를 비롯한 내장 기관이 움직이지 않게 되면서 목숨을 잃는다.

투구꽃에 들어 있는 아코니틴도 테트로도톡신과 마찬가지로 신경독이다. 그러나 아코니틴은 열린 채널을 닫히지 않게 한다. 이 때문에 Na^+이 세포 안에 대량으로 들어오면 그때도 신경전달이 억제된다.

복어 독과 투구꽃 독의 작용은 정반대이지만, 신경전달을 방해해 죽음으로 이끈다는 면에서는 같다고 할 수 있다.

복어 독을 이용한다고?

복어 독 테트로도톡신을 임상에 응용하려는 연구가 진행되고 있는데, 그중 주요 연구 주제는 진통제다.

테트로도톡신의 영향을 받는 Na^+ 채널은 신경 중추로 통증을 전달하는 C- 섬유에 분포되어 있으므로, 이를 테트로도톡신으로 제어할 수 있다면, 부작용 없이 통증을 억제할 수 있다는 가설을 바탕으로 한다. 암 환자에게 극히 저농도의 테트로도톡신을 주사하면 장시간에 걸쳐 통증을 줄인다는 보고도 있다.

허혈성 뇌경색에서 신경 보호제로 사용할 수 있을지도 현재 시험 중이다. 테트로도톡신이 신경 말단을 방해할 때 허혈과 함께 신경 말단에서 글루탐산이 방출되는 현상을 억제하는 효과를 이용하는 연구다.

왜 사람은 독극물을 먹으면 죽을까? (3)

버섯의 신경독

버섯은 매우 종류가 많은데, 전 세계에 몇 종이나 있는지 정확히 파악되지 않았다. 한국에 서식하는 야생 버섯은 현재까지 약 1900여 종이 알려져 있지만, 식용 가능한 버섯은 약 400여 종이고, 나머지는 독버섯이거나 식용가치가 없다.

버섯마다 들어 있는 독도 천차만별이다. 알광대버섯처럼 간을 너덜너덜하게 만들어 죽음에 이르게 만드는 독, 독깔때기버섯처럼 정신이 이상해질 정도로 손발에 격통을 일으키는 독, 마귀광대버섯처럼 의식을 잃게 하거나 신경을 교란하는 독 등 여러 종류가 있다. 버섯의 신경독에 대해 알아보자.

독버섯이 사람에게 작용하는 원리

독버섯을 먹고 의식을 잃거나 정신 착란을 일으키는 이유는 버섯에 들어 있

[그림 3-7] 독버섯 속 독소의 구조

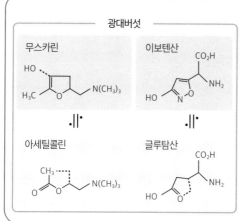

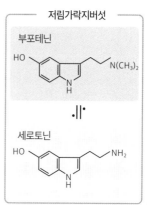

는 독 성분이 인간의 신경전달 과정에 작용해 이상 반응을 일으키기 때문으로 추정된다.

그림 3-7은 신경 이상을 일으키는 독버섯 중 광대버섯에 들어 있는 무스카린·이보텐산과 저림가락지버섯의 독성분인 부포테닌이다.

이 독소들의 작용 메커니즘을 보기 전에 앞에서 설명한 신경전달의 원리(시냅스에서의 정보 전달)를 다시 한번 그림 3-8에서 확인하자.

신경전달 과정 중 신경 정보가 신경세포의 축삭 내부를 이동하는 원리, 이른바 '전화 통신망의 원리'를 앞에서 살펴보았다. 신경전달의 원리에는 신경세포 내부 외에도 신경세포 간의 전달, 즉 '편지의 원리'도 있다.

전화 통신망을 타고 정보가 축삭 말단에 도달하면 축삭 말단의 돌기에서 편지에 해당하는 작은 분자가 방출된다. 이 분자가 신경전달물질이다. 근육

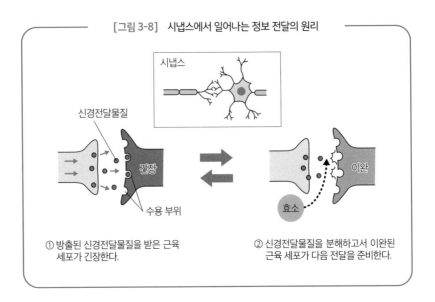

[그림 3-8] 시냅스에서 일어나는 정보 전달의 원리

시냅스

신경전달물질

긴장

수용 부위

이완

효소

① 방출된 신경전달물질을 받은 근육 세포가 긴장한다.

② 신경전달물질을 분해하고서 이완된 근육 세포가 다음 전달을 준비한다.

의 수용 부위에서 신경전달물질을 받아들이면, 근육은 긴장하면서 정보에 따라 움직이기 시작한다. 신경전달물질에는 여러 종류가 있다. 잘 알려진 아세틸콜린 외에도 글루탐산, 세로토닌 등이 있다.

그러나 근육이 계속 긴장된 상태이면 다음 움직임으로 넘어갈 수 없다. 그래서 콜린에스터레이스라는 효소가 작용해 아세틸콜린을 분해한다. 그 덕분에 근육은 원래대로 이완되어 다음 신호를 기다리게 된다.

근육의 이완을 방해하는 독

우선 앞에서 보여준 독버섯 속 독소의 구조(그림 3-7)로 돌아가보자. 아래에 표시한 아세틸콜린, 글루탐산, 세로토닌은 신경전달물질이다. 독소와 분자 구조가 매우 비슷하므로 주의해야 한다. 이것이 **신경에 작용하는 버섯 독의 비밀**이다.

무스카린을 비롯한 독소는 아세틸콜린 등의 정상적인 신경전달물질인 척하며 신경세포나 근육의 수용 부위에 달라붙는다. 그러면 신경세포나 근육은 정상적인 정보가 도달했다고 착각해 다음 움직임을 일으킨다. 즉, 버섯의 독소는 신경전달 정보망을 교란한다. 해커를 생각하면 이해하기 쉽다.

그뿐만이 아니다. 효소는 열쇠와 열쇠 구멍처럼 작용한다. 다시 말해, 효소는 특정 물질이 아니면 작용하지 않는다. 그러므로 콜린에스터레이스는 가짜 물질은 분해할 수 없다. 그 때문에 독소가 몸에 들어오면 긴장한 신경세포와 근육이 이완되지 못한 탓에 목숨이 위험해진다.

섞으면 위험?!

독가스는 전쟁에서 사용할 뿐, 일상생활과는 상관없다는 생각은 터무니없는 착각이다.

"섞으면 위험!"이라는 경고 문구로 익숙한 표백제(대부분 염소 계열)와 화장실 청소 세제(대부분 산성)를 섞으면 염소 가스(Cl_2)가 발생한다. 염소 가스는 앞에서 알아봤다시피 제1차 세계대전 당시 독일군이 사용해 심각한 피해를 일으킨 독가스다.

2008년에는 일본 전국에서 황화수소 가스(H_2S)를 흡입하고 자살하는 일이 빈번하게 일어났고, 사망자 수는 2007년 기준 29명에서 2008년에 1056명으로 급격히 증가했다. 이는 어느 가정에나 있을 법한 두 종류의 액체를 혼합해 황화수소가 발생했기 때문이다. 화산 지대나 온천에서 황화수소가 자연 분출한 줄도 모르고 접근하는 사고도 끊이지 않았다.

새집증후군은 일부 플라스틱류에 남아 있던 원료인 폼알데하이드가 기화해 발생하는 증상이다. 그 밖에도 특정 향수나 섬유 유연제의 강렬한 냄새 역시 독가스까지는 아니더라도 유해 가스로 볼 수 있을지도 모른다.

왜 사람은 독극물을 먹으면
죽을까? (4)

사린의 신경독

1995년 온 일본을 뒤흔든 옴진리교의 도쿄 지하철 사린 사건은 사망자 12명, 중경상자 5000명이라는 엄청난 피해를 일으켰다. 화학무기로 개발된 독극물 사린을 지하철 객실에 방출함으로써 수많은 승객을 무차별적으로 노렸고, 끝내 사상자가 나온 범죄였다.

효소 기능을 없애버리는 사린

사린, 소만, VX 등의 화학무기, 이들과 분자 구조가 비슷한 파라티온, 그리고 메타미도포스를 비롯한 농업용 살충제가 사람의 목숨을 빼앗는 메커니즘은 무엇일까.

이 독극물들은 모두 인(P)이 함유된 유기인 계열 살충제로, **신경 계통에 작용하는 신경독**이라는 특징이 있다. 신경전달물질인 아세틸콜린이 결합하면 근육이 긴장해 수축하므로, 이를 원래대로 이완시키는 분해 효소인 콜린에스터레이스가 작용해 신경전달물질이 분해되는 과정을 앞에서 살펴보았다.

사린을 비롯한 유기인 계열 신경독 역시 이 콜린에스터레이스의 작용을 방해한다. 사린류는 콜린에스터레이스라는 효소 단백질을 구성하는 아미노산인 세린에 특이적으로 결합한다. 신경독과 결합한 콜린에스터레이스는 구조가 변형되고 효소 기능이 상실된다. 그 결과 근육이 수축(긴장)된 채 이완되지 않아 목숨을 잃는다.

그러나 이러한 작용은 신경이 있는 생물에만 통한다. 곤충도 신경이 있으므로 신경독 계열 농약을 살포하면 해충이 사멸한다. 그러나 **신경이 없는 식물은 신경독 농약에 아무런 영향도 받지 않는다.** 신경독을 농약으로 쓰는 이유는 이 때문이다.

사린의 응급 해독제 아트로핀

사린류는 인간에게 작용하는 유기인 계열 농약의 독성을 더욱 높인 광기의 화학 약품이며, 당연히 화학무기로도 쓰일 수 있다. 무기인 이상, 무기가 쓰였을 상황을 대비한 치료제도 연구해야 한다. 이때 응급 처치로 쓰이는 약품이 아트로핀이다.

아트로핀은 귀부인이라는 뜻의 '벨라돈나'라는 가지과 식물의 열매에 들어 있는 독극물이다. 에도 시대 당시 일본에 서양 의학을 전수한 독일 의사 지볼트는 가지과 식물인 미치광이풀에 같은 효과가 있는 걸 보고 벨라돈나 대신 사용했다.

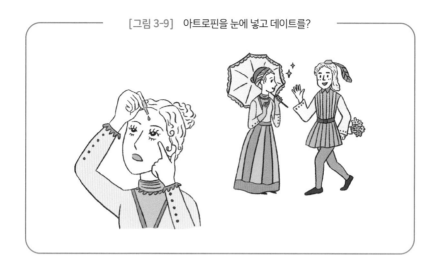
[그림 3-9] 아트로핀을 눈에 넣고 데이트를?

아트로핀을 눈에 넣으면 동공이 열리는 작용이 있어, 안과에서는 의약품으로 사용한다. 과거 이탈리아에서는 젊은 여성이 연인을 만나러 갈 때 눈동자를 크게 만들어 매력적으로 보이게 할 목적으로 사용했다고도 한다.

그러나 아트로핀은 독성도 강하다. 인간 기준 경구치사량이 100mg(추정)이라고 하니, 0.2g인 청산가리보다 강한 독이다. 그야말로 '독(사린)을 독(아트로핀)으로 제압하는' 이독제독의 대표적인 예라고 할 수 있다.

아트로핀은 손상된 효소를 복구한다거나 아세틸콜린을 분해하지는 않는다. **근육의 신경전달물질 수용체를 차단해 결합 위치를 가릴 뿐**이다. 그러므로 아세틸콜린이 결합하지 못하고 근육도 수축하지 않는다.

이렇게 시간을 버는 동안 새로운 효소가 합성되기를 기다리는 장기적인 대비책이다.

[그림 3-10] 사린, VX 등 분자 구조가 유사한 독극물

• 사린 LD_{50} 0.42mg/kg

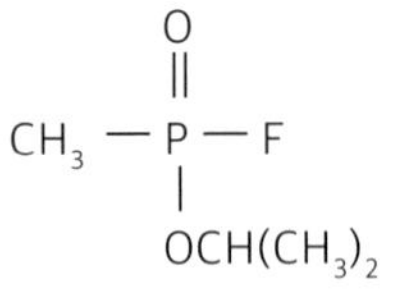

$$CH_3 - \overset{\overset{O}{\|}}{\underset{OCH(CH_3)_2}{P}} - F$$

• VX LD_{50} 0.015mg/kg

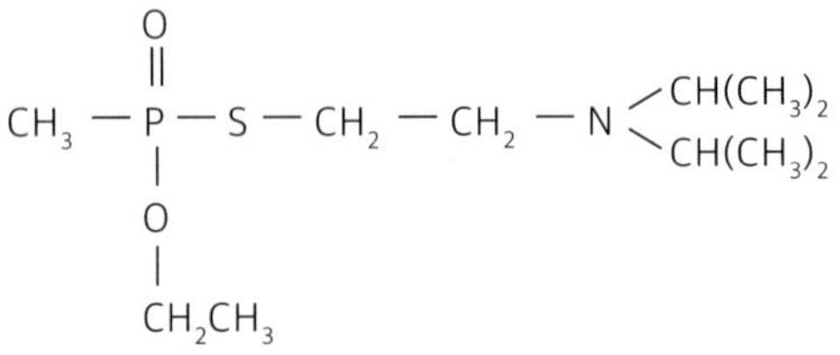

$$CH_3 - \overset{\overset{O}{\|}}{\underset{\underset{CH_2CH_3}{\overset{O}{|}}}{P}} - S - CH_2 - CH_2 - N \begin{smallmatrix} CH(CH_3)_2 \\ CH(CH_3)_2 \end{smallmatrix}$$

• 소만 LD_{50} 0.62mg/kg

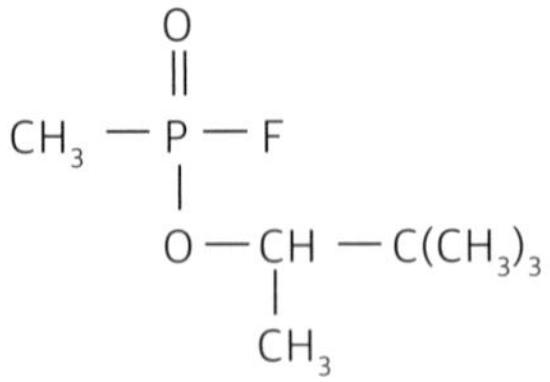

$$CH_3 - \overset{\overset{O}{\|}}{\underset{\underset{CH_3}{O - CH - C(CH_3)_3}}{P}} - F$$

• 파라티온

$$H_3C \diagup O - \overset{\overset{O}{\|}}{\underset{\underset{CH_3}{O}}{P}} - O - \text{⟨benzene⟩} - NO_2$$

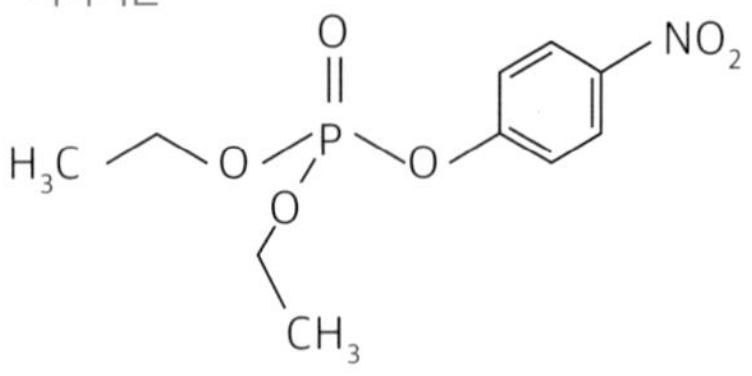

• 메타미도포스

$$CH_3 - O - \overset{\overset{O}{\|}}{\underset{S - CH_3}{P}} \diagup NH_2$$

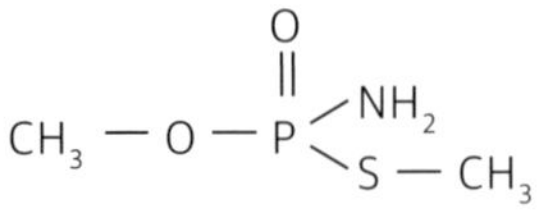

왜 사람은 독극물을 먹으면 죽을까? (5)

중금속의 독성

단백질을 붕괴시키는 중금속

수은, 납, 탈륨 등 중금속에는 강한 독성을 가진 물질도 있다. **독의 관점에서 보는 중금속의 특수성은 '몸속에 쌓인다'**는 것이다. 섭취량이 적고 겉으로는 영향이 없어 보일지라도 중금속은 계속 몸속에 쌓이며, 이윽고 총량이 일정량(역치)을 초과하면 발병해 목숨을 앗아간다.

중금속의 독성 메커니즘은 단백질 입체 구조를 붕괴시키는 것이다. 앞에서 크로이츠펠트-야콥병을 설명하면서 봤다시피 단백질은 끈 형태의 긴 분자인데, 엄격한 법칙에 따라 접힌 구조다. 그리고 이 입체 구조가 무너지지 않도록 여러 부분이 핀으로 고정되어 있다. 이 핀 역할을 하는 요소가 단백질 곳곳에 존재하는 황 원자(S)다. 두 군데의 황 원자가 결합해 만들어진 'S-S 결합'이 핀 역할을 한다.

[그림 3-11] 인체에 존재하는 주요 중금속의 독

필수 금속	비필수 금속	RoHS* 지정 규제물질
철	수은	납
아연	납	수은
망가니즈	탈륨	카드뮴
코발트	비소	크롬
구리	카드뮴	
몰리브데넘	바나듐	
크롬	니켈	
	주석	

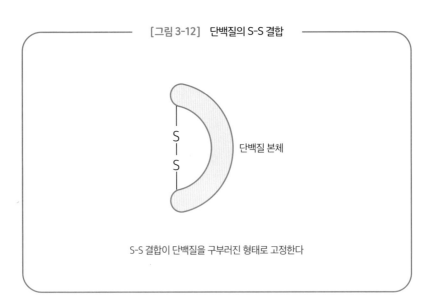

[그림 3-12] 단백질의 S-S 결합

단백질 본체

S-S 결합이 단백질을 구부러진 형태로 고정한다

제 3 장 독은 어떻게 사람을 죽일까?

사람을 쇠약하게 해 죽음에 이르게 하는 중금속

중금속 원자는 이 황 원자와 결합한다. 이때 S-S 결합이 끊어지며 핀이 뽑힌 것처럼 단백질의 입체 구조는 무너지고 만다.

한 번 입체 구조가 붕괴한 단백질은 단백질로서 기능하지 못한다. 즉, 생명 활동을 유지하는 생화학 반응의 촉매(효소) 기능을 잃어버린다.

효소를 잃어버린 세포는 죽을 수밖에 없다. 중금속은 이렇게 사람을 쇠약하게 하고, 신경에 침투하고, 끝내 사람을 죽음으로 이끈다.

---

*   Restriction of Hazardous Substances Directive: 유해물질 제한 지침. 유럽 연합(EU)에서 전자제품 · 전자기기에 특정 유해물질 사용을 제한한 지침.

17

왜 사람은 독극물을 먹으면 죽을까? (6)

원소가 내뿜는 방사선이라는 독

방사선을 내뿜는 '방사능'

"원소는 변하지 않는다"라고 생각하는 사람이 있는데, 사실 그렇지 않다. 전형적인 사례가 원자력 발전이다. 원자력 발전은 '원자가 다른 원자로 변할 때 방출하는 에너지'를 이용하기 때문이다.

원소는 물질을 이루는 기본 성분이자 원자의 집합을 가리키는 개념으로, 원소 중에는 원자번호가 같으면서 질량수가 다른 원자들이 있다. 이러한 원소를 동위원소라고 한다. 예를 들어, 수소 원소(H)에는 적어도 세 종류의 동위원소가 있다. 경수소라고도 하는 일반적인 수소 ^{1}H(Protium, P), 중수소 ^{2}H(Deuterium, D), 삼중수소 ^{3}H(Tritium, T)다. 이 중에서 다른 원자로 변할 수 있는 원소는 삼중수소뿐이다.

삼중수소는 방사선과 에너지를 방출하고 헬륨(He)이라는 원소로 변한다.

이 방사선을 방출하는 능력을 방사능이라고 한다. 그리고 방사능이 있는 동위원소를 방사성 동위원소라고 한다. 여기서는 방사선에 주목하려 한다.

몸을 차례차례 파괴하는 방사선

방사선은 원자핵의 파편과도 같다. 방사선은 여러 종류가 있는데, 알파(α) 선, 베타(β)선, 감마(γ)선, 중성자선 등이 전형적인 방사선이다. 알파선, 베타선, 중성자선의 실체는 각각 광속에 가까운 속도로 회전하는 헬륨의 원자핵, 전자, 중성자다. 감마선은 전자파로, X선과 에너지가 비슷한 정도다.

이러한 **방사선이 인간의 몸에 닿으면 방사선 에너지 때문에 몸을 구성하는 분자가 파괴**된다. 게다가 파괴되면서 생긴 분자 파편은 근처 분자를 파괴하는데, 이러한 파괴의 연쇄가 커지면서 생물은 목숨을 잃고 만다.

파괴된 분자 중에는 유전을 관장하는 DNA와 RNA 같은 핵산도 포함되어 있다. 핵산 분자의 구조가 망가지면 유전 정보도 망가지고, 암세포 같은 비정상 세포도 만들어진다. 이것이 방사선의 위험성이다.

방사선을 쐬면 안 되겠지만, 생물은 방사선을 피할 수 없다. 생물의 몸을 구성하는 주요 원자인 탄소 중에는 탄소-14(14C)라는 방사성 동위원소가 있다. 이 탄소-14는 베타선을 방출하고 질소 원자(N)로 바뀐다.

즉, 모든 생명체는 자신의 몸속에서 방출되는 베타선에 매일 내부 피폭을 당하고 있는 셈이다. 그 밖에도 지구 내부의 방사성 붕괴 반응으로 생기는 방사선, 우주에서 날아오는 우주 방사선 등, 우리 주변에는 방사선이 가득하다. 그러므로 방사선을 지나치게 쐬지 않도록 주의하는 수밖에 없다.

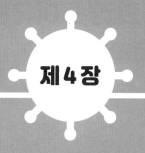

제 4 장

식물·균류의
독성과 약성

18

인류의 생존 이유는
독극물 덕분?

독 문화권

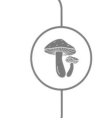

인류의 생존을 도운 독의 작용

독은 사람의 수명을 줄이는 굉장히 무시무시한 물질이다. 그러나 "독은 이 세상에서 사라져야 하는가?"라는 물음은 또 다른 문제로 이어진다. 독이 필요한 사회가 있기 때문이다. 그렇다고 결코 특수한 사회는 아니다.

가령 우리의 생활에서 살충제가 사라진다면 어떻게 될까. 벼룩과 이가 기어 나오고, 메뚜기가 곡물을 먹어 치우는 바람에 눈 깜짝할 새 식량 위기가 찾아올 것이다. 이 좁은 지구에 77억 명이나 되는 사람이 살아갈 수 있는 큰 이유 중 하나는 살충제라는 독극물이 존재하기 때문이다.

독은 예로부터 인류가 살아남는 데 힘을 보탰다. 독의 이용법 중 하나로 수렵 민족이 사용한 화살 독이 있다. 활과 화살은 수렵 민족에게 중요한 무기였다. 활과 화살은 멀리 있는 사냥감을 잡기에 편리했지만, 위력은 그리

강하지 않았다.

사냥감에게도 목숨을 건 도박이다. 엉덩이에 화살이 한 대 파르르 꽂혔다고 죽을 정도라면 목숨이 몇 개씩 있어도 부족하다. 분명 화살이 꽂힌 채 사냥꾼으로부터 달아나 숲속 깊이 숨었을 것이다.

해결책은 독

이런 사냥감을 쓰러뜨리려면 어떻게 해야 했을까. 해결책은 화살에 독을 바르는 것이었다. 수렵 민족은 그들이 아는 가장 강한 독을 화살에 발랐다. 이것이 화살 독이다.

독에는 네 종류가 있는데, 각 독을 사용했던 민족의 생활 범위를 '독 문화권'이라고 한다.

일본은 물론 ④ 투구꽃 독 문화권에 속한다. 일본 민족은 대부분 농경 민족이어서 독에 대한 지식이 많지 않았지만, 개중 비주류 민족인 아이누족은 역사 대부분을 불곰과 에조사슴을 사냥하며 수렵 민족으로 살아남았다.

─── [그림 4-1] 4개의 독 문화권 ───

문화권	① 쿠라레 독 문화권	② 스트로판투스 독 문화권	③ 이포 독 문화권	④ 투구꽃 독 문화권
지역	아마존강 유역	아프리카	동남아시아	동북아시아
주요 독	투보쿠라린 (녹나무과 식물)	스트로판틴 (협죽도과 식물)	안티아린 (뽕나무과 식물)	아코니틴 (투구꽃의 몸체)

아이누족에게 투구꽃 독은 중요한 물질이었다. 지금도 '이요만테'라는, 아이누족에게 뜻깊은 축제가 열린다. 신이 사역하던 고귀한 사자인 작은 곰을 신 곁으로 보내는 의식으로, 이때 작은 곰에게 투구꽃 독을 바른 화살을 사용한다.

독을 단순히 적대하는 사람을 말살하기 위한 도구로 생각했다면 큰 오산이다. 독은 한 민족이 살아남기 위한 지혜이자 사람과 신을 잇는 연결고리이기도 했기 때문이다.

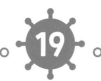

독이 있는 식물들: 풀

투구꽃, 석산, 은방울꽃

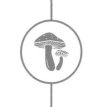

식물은 채소와 풀꽃으로 대표되는 초본류와 소나무·벚나무 같은 목본류로 분류할 수 있다. 쉽게 말하면 풀과 나무다. 어느 쪽이든 독으로 쓰이는 식물과 약으로 쓰이는 식물이 있다.

우선 초본류부터 살펴보자.

최강의 독을 자랑하는 투구꽃

일본에는 3대 독초로 불리는 풀이 있다. 투구꽃, 독미나리, 코리아리아다. 그중 가장 유명한 종은 투구꽃이다. 높이 1m 정도 되는 다년초로, 가을에 피는 예쁜 자줏빛 꽃이 과거 병사들이 쓰던 투구를 닮았다고 해서 투구꽃이라는 이름이 붙었다.

투구꽃의 뿌리는 생강 같은 덩이뿌리로, 매년 어미뿌리에 어린뿌리가 붙어 성장하는데 이 어린뿌리를 부자(附子)라고 한다. 일본의 전통 희극, 교겐의 제목인 〈부스〉는 일본에서 부자를 일컫는 말이다.

투구꽃은 식물 몸통 전체에 독이 있다.
투구꽃의 독인 아코니틴은 신경독이다. 신경세포의 축삭에 있는 소듐 채널을 열고 소듐 이온을 대량 세포 안으로 들여보내 신경 정보를 교란한다.

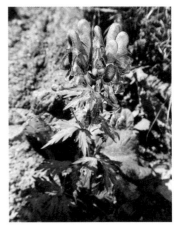

맹독이 있는 투구꽃(출처: Qwert1234)

독을 섭취하고 20분 정도 지나면 증상이 나타나고 치사량 이상 섭취했다면 약 2시간 후 죽음에 이른다.

초봄에 산나물인 남방바람꽃이라고 착각해 먹고 식중독에 걸리는데, 남방바람꽃은 잎꼭지에 하얀 꽃이 두 겹으로 붙어 있어 **"꽃이 없는 남방바람꽃은 먹으면 안 된다"**는 말이 있다.

한방에서는 투구꽃을 강심제로 쓴다. 그러나 지나치게 복용하면 목숨이 위험하므로 숙련된 의사의 처방에 따라야 한다.

독미나리와 식용 미나리를 구분하는 방법

독미나리의 잎은 식용 미나리와 형태가 매우 비슷하다. 게다가 자라는 환경도 겹치기 때문에 독미나리의 어린잎을 식용 미나리로 착각해 먹고 중독되는 사람이 끊이지 않는다. 독미나리의 땅속줄기를 고추냉이와 착각해 먹고

사망한 사례나 가려움증 치료제로 썼
다가 사망한 사례도 보고되고 있다.

식용 미나리에는 특유의 향기가 있
고, 독미나리에는 식용 미나리와 달리
땅속줄기가 있다는 점에서 다르다. 이
두 가지를 주의하면 비교적 쉽게 구별
할 수 있다.

독 성분인 시큐톡신은 풀 한 포기
전체에 들어 있으며 피부로도 흡수되

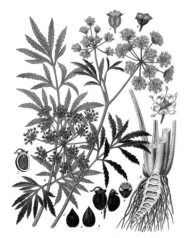

위험한 독초, 독미나리

기 쉽다. 예로부터 독미나리의 땅속줄기를 잘게 갈아서 폐결핵, 가슴막염,
류머티즘의 환부에 발랐는데, 위험한 약초이므로 가정에서는 자제하는 것
이 좋다.

흰독말풀는 신경독

흰독말풀은 가지과에 속하는 유해 식물이다. 신경독이 있으며 다투라, 만다
라화 등으로도 불린다.

한편 독자적인 마취법을 개발한 하나오카 세이슈(1760~1835)가 마취약
성분으로 흰독말풀을 사용했다는 사실이 유명하다. 최근에는 '악마의 나
팔'로도 불리는 등 존재감을 자랑하며 꽃집에서 인기를 누리고 있다.

흰독말풀에 함유된 독 성분은 스코폴라민과 아트로핀이다. 스코폴라민
과 아트로핀은 앞에서 설명했다시피 신경전달물질인 아세틸콜린의 작용을

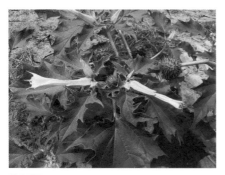
흰독말풀(다투라)

방해하는 신경독이다.

즉, 신경세포의 가지돌기에 있는 신경전달물질 수용체에 결합해 신경전달물질의 결합을 방해한다.

똑같이 신경독이지만 흰독말풀과 반대로 작용하는 물질이 있는데, 바로 합성 화학무기인 사린과 VX이다. 아트로핀은 이 화학무기의 예방약으로 쓰이며, 미군은 화학무기가 사용될 가능성이 있는 전쟁터로 향할 때 아트로핀 주사기를 표준 장비로 지급한다고 한다.

아트로핀은 동공을 여는 약으로 과거 안과에서 쓰였다(제3장 15 참조).

구황작물 석산

꽃무릇, 피안화, 만주사화 등 여러 이름으로 불리는 석산은 씨를 뿌리지 않는다. 그래서 기본적으로 사람이 일부러 심지 않는 한 번식하지 않는다. 석산이 논두렁길에 많이 핀 이유는 논두렁길에 굴을 파서 논의 물을 새게 하는 유해 동물 두더지를 퇴치하려고 심었기 때문이

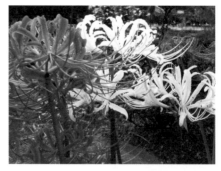
석산(왼쪽)과 흰상사화(오른쪽)

제 4 장 식물·균류의 독성과 약성

다. 묘지에 많이 핀 이유도 마찬가지다. 소중한 사람의 유해를 짐승이 파헤치지 못하도록 석산을 심었다.

석산의 독소는 라이코린이다. 라이코린은 수용성이라서 석산의 뿌리를 오랜 시간 물에 담가 두면 먹을 수 있게 된다. 그래서 옛날에는 기근일 때 먹을 마지막 식재료, 즉 구황작물로 쓰이기도 했다고 한다.

가련하지만 심장마비를 일으키는 은방울꽃

청초한 꽃의 대명사지만 실체는 겉보기와 매우 다르게 은방울꽃의 몸통 전체에는 콘발라톡신이라는 독이 들어 있다.

콘발라톡신을 섭취하면 구토, 현기증, 심부전증, 심장마비 등 주로 심장 관련 증상이 나타나고, 중증이면 죽음에 이르기도 한다. 특히 심장 질환이 있는 사람이나 심장이 약한 노인은 주의해야 한다.

은방울꽃을 꽂아둔 컵 속의 물을 착각해서 마신 아이가 목숨을 잃는 사고도 있었다. 그리고 무심코 꽃의 냄새를 맡으려 하다가 꽃가루를 들이마셔서 심각한 상황이 벌어지기도 했다.

은방울꽃은 한때 강심제나 이뇨제로 쓰였지만, 혈액 응고와 심부전을 일으키는 부작용 때문에 현재는 쓰이지 않는다.

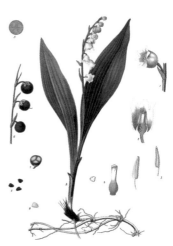

식물 전체에 독이 있는 은방울꽃

홋카이도에 자생하는 독당근

독당근은 그리스의 대표적인 철학자 소크라테스가 사형 당시 마시고 죽은 독으로 유명하다.

소크라테스의 제자 플라톤이 저술한 『파이돈』에 따르면, 소크라테스는 제자들이 지켜보는 가운데 침대에 앉아 형리가 건넨 독당근즙을 마셨다. 그 뒤에도 제자들과 이야기를 나누었지만, 다리부터 시작된 마비가 무릎, 허리까지 올라올 즈음에는 말수가 적어졌고 그대로 숨을 거두었다.

독당근은 높이 1.5~2.5m 정도 되는 식물로, 작고 하얀 꽃이 모여서 핀다. 원래 일본에는 자생하지 않았지만, 최근 외래종이 홋카이도에 자생한다.

독당근의 독 성분은 코닌이다. 인간 기준 치사량은 60~150mg으로 청산가리보다 강한 독이다. 소화기관으로 흡수되기 쉬우며 증상이 급속하게 나타나 중독되고 30분~1시간이 지나면 죽음에 이른다. 독당근은 냄새도 강하다.

독당근은 진정제나 경련 치료제로 쓰였다. 고대 그리스와 중세 아라비아의 의학자들은 관절염을 비롯한 각종 난치병의 치료에 독당근을 사용했다. 일본에서도 옛날에는 파상풍 치료제로 사용했지만, 현재는 의료용으로 쓰지 않는다.

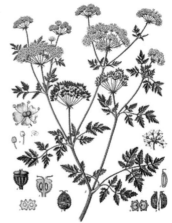

소크라테스의 처형에 쓰인 독당근

제 4 장 식물·균류의 독성과 약성

고사리와 떫은맛 제거

고사리는 산나물로 유명하고 맛도 좋은 식재료다. 그런데 이 고사리에는 프타퀼로사이드라는 강력한 독 성분이 들어 있다. 방목하던 소가 고사리를 먹고 혈뇨와 함께 쓰러지는 일도 있다고 한다. 인간 역시 이 독을 섭취하면 혈뇨와 함께 구급차를 타고 병원에 실려 갈지도 모른다.

그러나 이 증상은 잠깐 나타났다가 사라지는 일과성(一過性)이다. 진짜로 무서운 증상은 그다음에 일어난다. 프타퀼로사이드에는 곰팡이 독인 아플라톡신에 비견될 만큼 강력한 발암성이 있기 때문이다.

그러나 사람들은 고사리를 좋아하고 곧잘 먹는다. 고사리를 먹었다고 혈뇨를 보거나 암에 걸리지는 않는다. 그 이유는 떫은맛을 제거했기 때문이다.

재를 물에 녹인 수용액에 고사리를 하룻밤 담가두면 떫은맛이 빠진다. 재는 무엇일까. 말할 필요도 없이 식물을 태우고 남은 회색 가루다.

"식물을 구성하는 성분이 무엇인가?"라고 물으면 많은 사람이 녹말이나 셀룰로스라고 대답할 것이다. 녹말도 셀룰로스도 탄수화물이므로 탄소(C), 수소(H), 산소(O)로 이루어져 있다.

탄소를 태우면 이산화탄소 기체

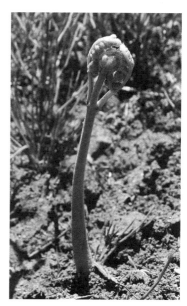

떫은맛을 제거하고 먹는 고사리(출처: Kropsoq)

(CO_2)가 되며 수소도 수증기가 된다. 즉, 눈에 보이지 않는 물질로 바뀐다. 그러나 눈에 보이는 재도 남는다. 그렇다면 타고 남은 재는 대체 무엇일까.

식물을 구성하는 물질은 탄수화물만이 아니다. 칼슘, 마그네슘, 포타슘, 철 등의 미네랄(금속 원소)도 있다. **재는 금속 원소의 산화물**이다. 이 재를 물에 녹이면 염기성 수용액이 된다.

정리하면 **떫은맛 제거는 고사리를 염기성 수용액에 담그는 과정이다.** 이 과정을 통해 프타퀼로사이드가 염기성 가수분해되어 독성이 사라진다. 예로부터 전해 내려오는 할머니의 지혜는 무엇 하나 버릴 것이 없다. 많은 사람이 희생된 끝에 쌓은 지혜이기에 더더욱 그렇다.

교과서를 울리는 '염기의 예'

화학 교과서에 산성·염기성의 예를 수록할 때 난감한 이유는 적당한 염기성 물질을 찾을 수 없기 때문이다. 시큼한 산성 물질은 얼마든지 있지만, 염기성 물질은 좀처럼 찾기 어렵다.

어쩔 수 없이 잿물과 비누를 예로 들지만, 요즘 시대에 잿물을 쓰는 가정이 있을까. 우선 재를 실제로 본 사람이 있을까. 그리고 보통 중성세제를 쓰게 되면서 고형 비누를 두지 않는 가정도 많지 않을까. 그래도 이 책에서 잿물을 설명할 기회가 생겨서 다행이다.

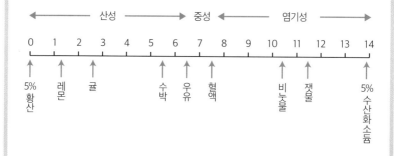

독이 있는 식물들: 나무

아주까리, 협죽도, 붓순나무

독이 있는 식물은 풀꽃이 많다고 생각하기 쉽지만, 나무 중에도 맹독이 있는 종이 많다.

아름다운 아주까리의 독

아주까리는 여러 종이 있는데, 어느 종이든 아름다운 꽃을 피워 꽃꽂이에도 종종 쓰인다. 씨앗인 피마자는 긴 지름 1cm 정도의 럭비공 형태로, 메추리 알처럼 생긴 외양이 특징이다. 씨앗의 무게 중 50~60%를 기름이 차지하며 이를 피마자유라고 부르는데, 의약품과 공업용 기름으로 이용하기 위해 전 세계에서 1년에 100만t의 피마자유가 생산된다고 한다.

씨앗에는 맹독인 라이신이 함유되어 있다. 라이신은 세포 안으로 들어가 RNA를 파괴하고 세포의 단백질 합성을 방해한다. 라이신 분자 하나가 세

제 4 장 식물·균류의 독성과 약성

포 하나를 죽인다고 할 정도로 강한 독이다.

그러나 피마자유를 정제할 때는 씨앗을 가열한다. 라이신은 식물성 독치고 보기 드물게 단백질에서 만들어지므로, 가열하면 날달걀처럼 비가역 변화해 독성이 사라진다. 그 때문에 피마자유는 물론 정제하고 남은 찌꺼기에도 독성이 없다.

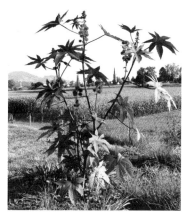

피마자유의 원료 아주까리(출처: Andelfrh)

피마자유는 설사약으로도 널리 쓰인다.

가로수에서 자주 보이는 협죽도

협죽도는 높이 3~4m 정도로 뿌리부터 줄기가 갈라져 나오는 나무이며, 여름에 붉은색 또는 흰색 꽃이 핀다. 배기가스에 강해 종종 가로수로 심는다.

협죽도는 우리 주변에서 종종 볼 수 있지만, 굉장히 독성이 강하므로 주의가 필요하다.

협죽도는 몸통 전체에 독이 있을 뿐 아니라, **독성이 주변 토양까지 퍼진다.** 그리고 베어낸 지 얼마 안 된 생목(生木)을 태

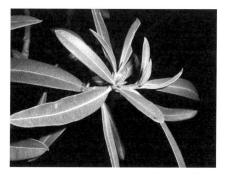

집념이 강한 독 나무 협죽도

운 연기에도 독이 있으며 부엽토에도 1년 동안은 독성이 남아 있다. 굉장히 집념이 강한 독이다.

협죽도 가지를 바비큐 꼬치로 썼다가 사망하는 사고도 일어난 적이 있다. 삶아도 구워도 먹을 수 없는 독 나무다.

독 성분은 올레안드린으로, LD_{50}이 0.3mg/kg이므로 10mg/kg인 청산가리보다 훨씬 강한 독이다.

붉은 주목 열매는 독

주목은 침엽수의 일종으로, 나무의 질이 딱딱하고 아름다워 조각의 소재로 종종 쓰인다. 하지만 몸체, 특히 작고 붉은 씨앗에 독이 들어 있다. 독은 택신으로, 생물에서 유래한 독의 일반명

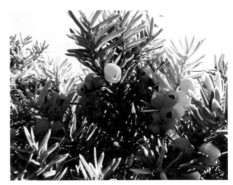

빨간 열매에 독이 있는 주목(출처: 아오모리곰)

인 톡신(Toxin)의 어원이기도 하다.

주목의 독성은 그만큼 유럽에서는 굉장히 유명하지만, 일본에서는 그리 잘 알려지지 않은 모양이다. 쓴맛이 강렬해 택신이 들어 있는 잎과 열매를 양껏 먹기 어려웠기 때문일지도 모른다. 택신을 섭취하면 구토, 설사, 경련을 일으키며 호흡기 · 순환기 장애로 죽음에 이른다.

제 4 장 식물·균류의 독성과 약성

성묘할 때 붓순나무를 바치는 이유는?

붓순나무는 나무 전체에 독이 있어 '악마의 열매'라는 이명이 있다. 산에서 자라며 높이가 20m에 달하는 거대한 나무다. 나무 전체에 독이 있어 사슴 같은 야생동물에게 먹히지 않고 숲을 이루기도 한다.

열매는 가을에 익으며 8~12개가 하나의 껍질 속에 쌓여 별 모양으로 열린다. 모양이 중국 요리의 향신료인 팔각과 굉장히 비슷하지만, 붓순나무의 열매에는 맹독이 있다.

붓순나무의 독은 주로 아니사틴인데, 특히 씨앗에 많이 들어 있다. 아니사틴을 섭취하면 구토, 경련, 호흡 장애, 혼수상태를 일으키며 최악의 경우 죽음에 이르기도 한다.

열매의 성분 중 하나인 시키미산은 인플루엔자 치료제인 타미플루의 원료로 쓰인다. 단, 시키미산 자체에는 치료 효과가 없다.

일본에서 성묘할 때 붓순나무를 바치기도 하는데, 짐승과 벌레를 물리치는 의미라고 한다.

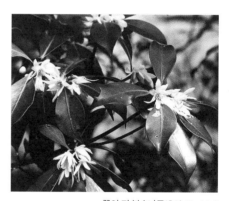

꽃이 핀 붓순나무(출처: Alpsdake)

빈도리와 닮은 코리아리아*

수국과의 나무인 빈도리는 줄기 속이 비어서 붙여진 이름이다. 빈도리와 비슷하지만, 독을 가진 코리아리아라는 나무가 있다. 일본에서는 아이가 먹고 죽는 일이 많아 '이치로베고로시(一郞兵衛殺し)'라는 이명이 붙을 정도로 코리아리아에는 강한 맹독이 있다. 강기슭이나 산비탈처럼 눈에 잘 띄는 곳에 자라며 줄기가 밑둥에서 갈라져 나오고 높이는 약 1.5m다. 나무 전체에 즉효성 독인 코리아미르틴이 있다.

다 익은 열매는 달콤해서 옛날부터 아이들이 먹고 쓰러지는 사고가 종종 일어났다. 전쟁이 터지기 전에는 어린아이들이 착각해 먹는 사고가 인류의 모든 식물 중독 중 약 10%를 차지할 정도로 많았다고 한다. 그래서 옛날에는 철이 되면 마을 사람들이 모두 나서서 코리아리아를 벌채하기도 했다. 지금은 그런 일도 없고 야생에서 자라게 놔두기 때문에 오히려 위험에 노출되기 십상이다.

코리아리아의 독소인 코리아미르틴은 중추신경의 흥분 작용, 구토, 경련, 호흡 마비를 일으킨다.

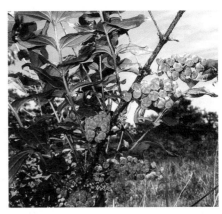

코리아리아(출처: Qwert1234)

---

*   일본 홋카이도와 혼슈의 산지 · 강변 등에 자생하고 있다.

물에 담가 독을 흘려보내는 방법

식물성 독은 대부분 수용성이다. 수용성 독을 제거하는 방법은 물에 담가 씻는 것이다. 석산 뿌리를 갈아서 만든 가루를 물에 담갔다가 그 물을 버리고 다시 물에 담그는 과정을 여러 번 반복함으로써 독을 물에 씻어낸다.

이렇게 번거로운 과정을 거치지 않으면 먹을 수도 없고, 먹더라도 맛있지 않기 때문에 보통 아무도 먹으려 하지 않는다. 하지만 기근일 때는 이렇게 해서 석산을 구황작물로 먹을 수 있다.

그건 그렇고, 성에 소나무가 많은데, 그 이유는 무엇일까? 농성하면서 먹을 것이 없어졌을 때, 소나무 기둥의 얇은 속껍질을 먹기 위해서였다고 한다.

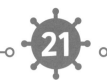

독버섯 구별은
전문가도 어렵다

붉은사슴뿔버섯, 독우산광대버섯,
노란다발버섯

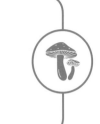

독버섯의 민간 구별법은 믿지 않는다

버섯이라면 송이버섯, 표고버섯, 만가닥버섯 등 맛있다고 유명한 것이 많지만, 독으로 유명한 버섯도 매우 많다. 한국에 서식하는 야생 버섯은 현재까지 약 1900여 종이 알려져 있지만 식용 가능한 버섯은 약 400여 종이고, 기록된 **독버섯**은 무려 234종이나 된다.

　그래서인지 예로부터 독버섯을 구별하는 방법이 전해 내려오는데, 이를테면 '세로로 찢어지는 버섯은 안전하다'든지 '은비녀를 찔렀을 때 색이 변하지 않는 버섯은 안전하다'라는 것이다. 그러나 안타깝게도 이것들은 모두 틀렸다.

　일본 도로 휴게소에서 잘못해서 독버섯을 파는 바람에 TV 방송으로 회수를 촉구하는 사고도 있었다. 전문가라도 실수할 때가 있는 법이다. 하물며 초심자는 '재배해서 슈퍼에서 파는 버섯 외에는 먹지 않는다'는 원칙 정도에 귀를 기울이는 편이 좋지 않을까.

자, 유명한 독버섯을 알아보자.

흉측한 맹독이 있는 붉은사슴뿔버섯

붉은사슴뿔버섯은 이전에는 잘 발견되지 않았지만, 최근에는 주택지 근처에서도 찾아볼 수 있게 된 독버섯이다. 일본에서 불리는 '화염버섯'이라는 이명 그대로 불꽃 같은 형태에다 빨간 손가락처럼 생겨서 흉측한 버섯이다.

생김새를 보고도 먹는 사람이 있으리라고 믿기는 어렵지만, 먹지 않더라도 버섯의 독성은 여전히 문제다. 만지기만 해도 피부에 염증을 일으켜 통증을 느끼기 때문이다. 물론 먹는다면 최악의 경우 죽을 정도의 독이 있으며, 치사량은 3g이다. 한 입만 먹어도 죽기에 충분한 양이다.

독은 곰팡이 독의 일종인 트리코테신류다. 섭취하면 내장에 전체적으로 증상이 나타나며, 운 좋게 치료받더라도 소뇌위축증으로 인해 운동 장애를 비롯한 후유증이 남는다. 발견하면 곧장 없애버려야 할 정도로 무시무시한 버섯이다.

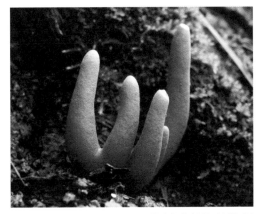

불꽃처럼 생긴 붉은사슴뿔버섯

맹독이 있는 독우산광대버섯

독우산광대버섯은 유럽에서 '파괴의 천사'로 불리는 독버섯이다. 마찬가지로 맹독인 알광대버섯, 흰알광대버섯과 함께 3대 맹독버섯으로 불린다. 세 버섯 모두 색이 새하얀데, 버섯 가이드 중에는 흰 버섯은 먹어선 안 된다고 가르쳐 주는 사람도 있다고 한다. 현명한 판단이다.

그런데 먹어 보니 맛이 좋아서 식용 버섯으로 착각하는 일도 있다고 한다. 치사량은 약 8g으로, 섭취하면 6~24시간 이내에 복통, 구토, 설사를 일으킨다. 이 증상은 일시적이어서 하루 정도면 낫는다.

그러나 실제로는 그 뒤로도 내장이 계속 손상되어, 일주일 정도 지나면 황달, 간 비대, 위 출혈 등 급성간염 증상이 나타난다. 그러므로 만약 이 버섯들을 먹고 곧장 위 세척이나 혈액 투석처럼 적절히 대처하지 않는다면 확실하게 죽게 된다. 독의 주성분은 알파 아마니틴이다.

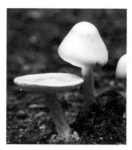 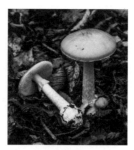 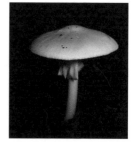

3대 독버섯(왼쪽부터 독우산광대버섯, 알광대버섯, 흰알광대버섯)

제 4 장 식물·균류의 독성과 약성

수많은 사망자를 낸 노란다발버섯

노란다발버섯은 거의 1년 내내 볼 수 있는 작은 버섯이다. 먹을 수 있는 개암버섯과 닮았지만, 날것에서는 쓴맛이 난다. 그러나 가열하면 쓴맛이 사라져 개암버섯으로 착각하고 먹는 사고가 심심치 않게 일어난다.

노란다발버섯의 독은 다른 버섯과 마찬가지로 크기가 작은 저분자 화학 물질로, 세균도 아닐뿐더러 단백질도 아니다. 따라서 삶든 굽든 독 성분은 변성되지 않는다. 그 때문에 이 버섯을 먹고 중독되어 사망하는 사례가 매우 많다.

증상은 식후 3시간 정도 지나면 나타난다. 복통, 구토가 일어나며 중증이라면 탈수 증상, 경련, 신경 마비, 간 기능 장애 등으로 죽게 된다.

그런데 이 독버섯에서 독을 제거하고 먹는 풍습이 있는 지역이 있어 주의가 필요하다. 버섯에 함유된 치사성 독의 구조는 아직 밝혀지지 않았다.

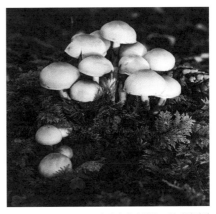

독 구조가 밝혀지지 않은 노란다발버섯

하루아침에 독버섯이 되었다고? 나도느타리버섯

이전에는 나도느타리버섯을 식용 버섯으로 생각하고 누구나 먹었다니 놀랄 일이다. 사실 2004년 가을, 일본에서 신장 기능 장애가 있는 사람이 버섯

을 먹고 급성 뇌병증을 일으킨
사례가 잇따라 보고되었다. 그
직후 중독 사고가 연달아 일
어났는데, 그해 도호쿠·호쿠
리쿠 지방의 아홉 현에서 59명
이 증상을 보였고, 그중 17명
이 사망했다. 환자 중에는 신

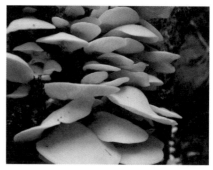

독버섯으로 지정된 나도느타리버섯

장 질환 병력이 없는 사람도 포함되어 있었다.

이 갑작스러운 사태는 어떻게 봐야 할까. 나도느타리버섯이 갑자기 변이
라도 일으켰을까.

원인은 행정에서 찾아야 한다. 2003년 일본에서 감염증법*이 개정되었다.
이에 따르면 당시 유행하던 사스(SARS)를 비롯한 신종 감염병과 탄저균으
로 인한 생물 테러에 대응하기 위해 급성간염 환자가 발생한 경우 행정 기
관에 신고해야 한다.

이 때문에 법이 제정된 다음 해 버섯 제철(2004년 가을)부터는 여태 식용
버섯이라는 인식 덕에 전혀 의심받지 않았던 나도느타리버섯과 급성간염
의 관련성을 샅샅이 조사하기 시작했다. 그리하여 비로소 나도느타리버섯
의 독성이 드러난 것으로 보인다. 그러니까 애초에 독버섯이었던 버섯을 먹
고 중독되었는데도, 이를 눈치채지 못한 탓에 적당한 병명으로 처리된 환자

---

*　정식 명칭은 「감염증의 예방 및 감염증 환자에 대한 의료에 관한 법률」.

가 있었을지도 모른다는 의혹이 불거진 것이다. 그야말로 의료계의 신용도가 근본부터 무너진 사태였다.

일본 정부는 "원인이 규명될 때까지 신장병 병력이 없는 사람도 나도느타리버섯 섭취를 자제해 달라"고 발표했다. 급성간염의 원인은 여전히 밝혀지지 않았다.

독깔때기버섯

독깔때기버섯의 독의 잠복 기간은 유동적이다. 이르면 다음 날에 바로 증상이 나타나지만 늦으면 일주일씩 걸리며, 먹었다는 사실을 완전히 잊었을 무렵 증상이 나타날 수도 있다.

중독 증상은 매우 심각하다. 손끝 같은 신체 말단이 빨갛게 변하고 강렬한 통증을 일으키는 홍색사지통증이 나타난다. 불에 집어넣은 부젓가락에 댄 것 같은 통증을 느끼며, 심지어 그 통증이 길면 한 달씩이나 이어진다고 한다.

통증은 시간이 지나면 사라지지만, 잠도 제대로 못 잘 정도의 통증에 쇠약해져 사망하든지 통증을 견디지 못하고 자살하는 사람도 있다고 한다. 실수로라도 먹고 싶지 않은 버섯이다.

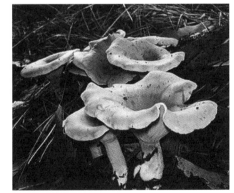

홍색사지통증을 일으키는 독깔때기버섯
(출처: 일본 후생노동성 홈페이지)

두엄흙물버섯

두엄흙물버섯은 하얗고 가느다란, 가녀린 자태의 버섯이다. 그러나 그것은 '가면을 쓴 모습'인데, 다음 날 아침에는 녹아서 까만 액체가 된다. 삶아 먹으면 맛이 좋다지만, 술을 마시는 사람에게는 위험한 일이 기다리고 있다.

제3장에서 술을 마시면 에탄올이 산화되어 숙취의 원인인 아세트알데하이드가 만들어진다는 내용을 다루었다. 이 아세트알데하이드가 알데하이드 산화 효소에 산화되면서 독성이 없는 아세트산이 되면 숙취도 없어진다.

그러나 이 두엄흙물버섯은 알데하이드 산화 효소의 기능을 억제한다.

술을 마시고 두엄흙물버섯을 맛있게 먹으면 매우 위험하다. 알데하이드 산화 효소가 작용하지 않아 끊임없이 숙취에 시달리게 된다. 겨우 숙취가 사라진다 해도 두엄흙물버섯의 저주는 풀리지 않는다. 다음 날 밤, "어휴, 어제는 간만의 숙취 때문에 힘들었네" 하고 술을 마시면 다시 똑같은 상황이 반복된다.

그래서 이 버섯을 금주용 약제로 이용할 수 있지 않을까 하는 연구가 진행 중이라는 말도 있다.

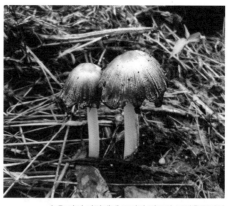

술을 마신 사람에겐 주의가 필요한 두엄흙물버섯

곰팡이 독

곰팡이에는 여러 종류가 있다. 색도 파랑, 노랑, 검정, 하양 등 다채롭다. 개중에는 페니실린과 스트렙토마이신처럼 항생 물질을 분비하는 종도 있지만, 독성 물질(곰팡이 독)을 분비하는 종도 있다.

곰팡이 독으로 유명한 물질은 아플라톡신이다. 땅콩버터에 달라붙는 곰팡이가 분비하는 독이다. 이 곰팡이의 무시무시한 점은 설사나 복통 같은 일시적인 독이 아니라, 유기물에 최악인 발암성이 높다는 데 있다. 실수로라도 입에 대서는 안 된다.

맹독 순위 상위권의 세균류

보툴리누스균, 파상풍균

제1장 04에서 알아본 '독의 강도 순위표'에서 최상위권을 차지했던 두 독은 모두 세균이 분비하는 독이다.

보툴리누스균: 의외의 용도도 있다?

보툴리누스균 중독은 그 유명한 보툴리누스균이 분비하는 독소가 원인이다. **보툴리누스균은 산소를 싫어하는 혐기성 균이므로 통조림 캔과 절임 요리에서 번식**한다.

보툴리누스균은 소시지를 뜻하는 라틴어 '보툴루스(Botulus)'에서 따

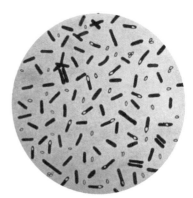

현미경으로 찍은 보툴리누스균 사진

제 4 장 식물·균류의 독성과 악성

온 이름이다. 굉장히 위험한 균으로, 과거 일본에서도 보툴리누스균에 중독된 사태가 몇 건이나 발생해 여러 명이 목숨을 잃었다.

보툴리누스균의 피해 사례를 두 건 정도 살펴보자.

① 홋카이도의 이즈시 사건

1951년, 홋카이도의 한 여성이 직접 만든 이즈시*를 먹고 사망했다. 그리고 여성의 장례식에 와서 이 이즈시를 먹은 이웃 사람 중 4명이 죽고 3명이 중증으로 쓰러졌다.

다수의 사망자가 나와서 처음에는 범죄 사건을 의심했지만, 먹고 남은 이즈시에서 보툴리누스균이 검출되면서 범인은 보툴리누스균임이 밝혀졌다.

② 구마모토현의 겨자 연근 사건

1984년, 선물용 식품으로 팔던 겨자 연근**을 먹은 사람들이 식중독을 일으킨 사건이다. 피해는 일본 전국으로 확산해 38명이 식중독에 걸리고, 그중 11명이 사망했다. 겨자 연근은 기름에 튀긴 다음 진공 팩에 포장했다고 한다. 그러나 기름에 튀기면서 보툴리누스균은 사멸했지만, 보툴리누스균이 만드는 포자는 살아남아 있다.

보툴리눔 독소는 단백질이므로 가열하면 독성이 사라진다. 그러나 보툴

---

*   소금에 절여 숙성한 생선에 소금을 넣은 밥을 채워 넣어 수일에서 한 달 가량 숙성한 초밥.
**   연근 구멍에 겨자 된장을 채우고 밀가루 반죽을 입혀 튀긴 음식으로, 구마모토현의 대표적인 향토 요리다.

리누스균은 내열성이 있는 포자를 만들어 살아남기 때문에, 열이 식으면 다시 독소를 분비한다. 보툴리눔 독소는 신경독으로, 신경세포의 축삭 말단에서 신경전달물질인 아세틸콜린이 방출되는 작용을 방해한다.

이 방해 효과가 근육의 이완이라는 형태로 나타나므로 요즘은 사시, 눈꺼풀 경련 치료, 얼굴의 주름 완화 등 미용에 쓰인다. 보툴리누스균은 무시무시한 세균이지만 의외의 용도도 있다.

파상풍균

파상풍균은 흙 속에 사는 세균이다. 따라서 밖에서 상처를 입으면 그 상처를 통해 파상풍균이 몸 안으로 침입해 파상풍에 걸릴 위험성이 있다. 파상풍균이 분비하는 테타노스파스민은 단백독이자 신경독이다.

이 독의 원리는 특이하다. 독소가 신경세포의 접합부인 시냅스에서 축삭 말단으로 침입해 축삭을 거슬러 올라 가지돌기로 향하고, 다시 다음 신경세포의 축삭 말단으로 들어간다. 그리고 최종적으로 척수에 도달한다.

독소의 작용으로 척수에서 대량의 신경전달물질이 방출된다. 그 결과 근육이 과도하게 경련을 일으킨다. 상당한 경련과 척수 골절을 일으킬 정도로 몸이 뒤로 격하게

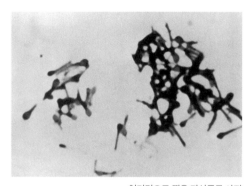

현미경으로 찍은 파상풍균 사진

제 4 장 식물·균류의 독성과 약성

젖혀지고 얼굴 생김새마저 바뀌는데, 이를 일컫는 파상풍 얼굴모양(안모)이라는 용어가 있을 정도다.

그러나 테타노스파스민은 단백독이므로 포르말린으로 처리하면 독성을 없앨 수 있다. 이것이 파상풍 백신의 원리다. 현대의 파상풍은 백신으로 완벽하게 예방할 수 있다. 그리고 한국에서는 모든 어린이에게 파상풍 백신을 접종한다.

독의 이중주(전편)

1986년 5월 19일, 중년 신혼부부가 일본 오키나와현 나하시 하늘에서 내려왔다. 46세인 남편 가미야는 이번이 세 번째 결혼이었고, 33세인 아내는 첫 결혼이었다. 두 사람은 오키나와에서 하룻밤을 보내고서 남편은 업무가 있어 오사카로 돌아가고, 아내는 도쿄에서 온 친구 세 명과 함께 이시가키섬에 갈 예정이었다.

다음 날인 20일 오전, 두 사람은 공항으로 향했다. 11시 35분, 아내의 친구 세 명이 탄 이시가키행 비행기가 도착했고 아내는 그 비행기에 올라탔다. 가미야는 아내를 배웅했다.

아내를 포함한 네 명은 이시가키섬에 도착하자마자 바로 호텔로 향했고, 1시 반에 체크인했다. 벨보이의 안내를 따라 방으로 가던 도중 사태가 발생했다. 가미야의 아내가 갑자기 고통을 호소한 것이다. 손발이 마비되었고, 복통과 함께 구토를 반복했다. 병원으로 옮겼지만, 병원에 도착했을 무렵에는 이미 심정지 상태였으며, 3시 4분에 사망 선고가 내려졌다. 아내의 이변을 전해 들은 가미야는 나하 공항에서 비행기를 타고 이시가키섬으로 향했으나 아내의 임종을 지키지 못했다.

류큐대학 의학부의 조교수가 유해를 부검했지만, 명확한 병변 부위를 발견하지 못한 채 사인은 심근경색으로 결론지어졌다. 그러나 사인을 이해할 수 없던 조교수는 뇌의 단편과 심장을 포르말린에 담고 혈액 30ml를 동결 보관했다.

아내의 친구 세 명은 죽음을 받아들이지 못했다. 조사에 따르면 가미야는 아내에게 1억 8500만 엔이라는 엄청난 금액의 생명 보험을 들었으며, 가미야 본인 앞으로도 똑같은 금액의 생명 보험을 든 상태였다. 두 사람분을 합한 보험료는 매달 40만 엔이었다. 두 사람이 결혼한 경위도 이상했다. 작년 9월 가미야는 두 번째 부인이 죽고 나서 그로부터 두 달도 채 되지 않아 세 번째 아내와 처음 만나 6일 후에 청혼했기 때문이다.

아내의 친구들은 이러한 사정을 경찰에게 진술했고 재조사를 요청했다. 보험회사에서도 재조사 요청이 들어왔다. 경찰은 조사에 착수했지만, 유체는 이미 화장한 뒤라 증거는 남아 있지 않았다. 그러나 부검의가 냉동 보관한 혈액이 있었다. 혈액 조사에서 투구꽃의 독인 아코니틴이 검출되었다. 투구꽃을 이용한 독살이라는 사실이 밝혀지자 경찰은 흥분한 기색을 감추지 못했다.

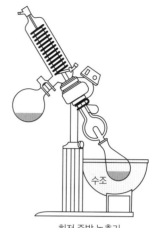

수조

회전 증발 농축기

가미야의 고향을 수사하자, 근처 꽃집에서 관상용 투구꽃을 대량으로 샀다는 사실과 함께 가미야의 방에서 플라스크, 비커, 무수 알코올, 의약용 캡슐, 심지어 대학의 화학 실험실에서나 볼 법한 대형 실험기구인 회전 증발 농축기까지 발견되었다.

무수 알코올, 플라스크, 회전 증발 농축기가 있으면 관상용 투구꽃에서 아코니틴을 추출하는 일은 간단하다. 사건은 틀림없이 가미야의 범행이었다.

그러나 큰 문제가 남아 있었다. 바로 철벽과도 같은 가미야의 알리바이였다. 치사량의 아코니틴을 먹으면 20분 이내에 증상이 나타나고, 2시간 이내에 죽는다. 11시 55분 비행기에 타 1시 반에 체크인하기까지 1시간 30분이라는 시간 동안 아내는 멀쩡했기 때문에 11시 반에 헤어진 가미야는 범행을 저지를 수 없었다.

마실 것에 캡슐을 넣더라도 캡슐이 위에서 10분도 채 되지 않아 녹는다는 사실을 알게 되면서 수사는 막다른 길에 부딪혔다.

과연 이 사건을 어떻게 풀까.

(제5장 26에 계속)

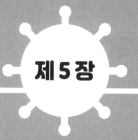

제 5 장

동물의
독성과 약성

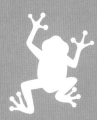

23

포유류와 조류 중에도 독이 있다?

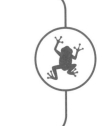

전설 속의 짐새가 현대에 되살아나다?

포유류에는 독이 없을거라고 생각하던 때도 있었다. 그러나 최근 들어 독이 있는 포유류가 여러 종 발견되었다.

조류도 마찬가지다. 중국 고전에는 살무사를 잡아먹고 그 독을 몸 안에 담아둔다는 전설의 새인 짐새에 관한 기술이 있는데, 최근 뉴질랜드에서 독이 있는 새가 확인되었다.

포유류: 오리너구리, 땃쥐, 늘보로리스

독이 있는 포유류는 극히 드물지만 존재한다.

일단 오리너구리가 있다. 오리너구리는 포유류이지만 일반적인 포유류와는 다르다. 생김새부터 새처럼 부리가 달려 있을 뿐 아니라 알까지 낳는다. 이런 특징만 보면 조류이지만, 알에서 태어난 새끼는 젖을 빠는 포유류의

제 5 장 동물의 독성과 약성

특징이 있으므로 복잡하더라도 포유류로 분류한다.

독은 수컷 오리너구리에만 있고, 뒷발 발톱에서 분비된다. 이 독은 개처럼 작은 동물은 죽일 수 있지만, 인간을 죽이기에는 약해서 아직 오리너구리 때문에 사람이 죽었다는 보고는 들어온 적이 없다. 그러나 쏘이면 굉장히 아프고 통증이 수일에서 수 개월 정도 지속된다고 한다.

땃쥐도 독이 있는 포유류다. 몸길이가 10cm 정도 되는 소형 설치류로, 에너지를 저장하는 시스템이 없어서 항상 먹이를 찾아 돌아다녀야 한다. 먹이가 없으면 수 시간 만에 굶어 죽는 가혹한 운명을 짊어진 동물이다.

땃쥐의 독은 타액에 있다. 땃쥐는 독을 주입해 상대를 마비시켜 잡아먹는다. 독 성분은 단백독이며 구조는 아직 밝혀지지 않았다.

늘보로리스는 나무늘보를 연상하기 쉽지만, 실제로는 몸길이가 30~40cm

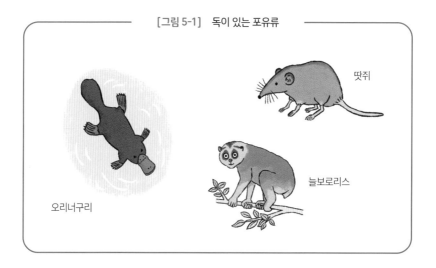

[그림 5-1] 독이 있는 포유류

땃쥐

늘보로리스

오리너구리

인 소형 원숭이다. 늘보로리스의 독은 전구체* 상태로 팔꿈치 안쪽의 독샘에서 분비된다. 그러나 이 전구체는 아직 독이 아니다. 늘보로리스가 이 독을 핥아 침과 함께 온몸에 바르면서 독 전구체와 타액이 섞이면 비로소 독이 된다.

그러나 이 독은 독성이 약해서 적을 주춤거리게 만드는 정도에 지나지 않는다. 잡아먹히기 어렵게 만들어 몸을 지키는 효과가 있는 듯하다.

조류: 중국의 짐새가 현대에 나타나다?

중국 고전에 따르면 옛날 중국에 맹독이 있는 짐새가 살았다고 한다. 두루미 정도 크기에, 독사를 잡아먹고 산다는 새다. 짐새의 독은 몸뿐만 아니라 깃털에도 있는데, 이 깃털을 술에 담가서 만든 독액을 암살에 썼으며 이를 '짐살(鴆殺)'이라고 불렀다고 한다.

짐새는 실제로 목격된 적이 없어 오랜 시간 전설로 여겨졌으나, 1990년 뉴기니에서 독이 있는 새가 동시에 세 종이나 발견되었다.

발견 당시에는 이 새들에 독이 있는지 확인되지 않았다. 그런데 우연히도 한 종에 독이 있다는 사실이 밝혀진 뒤로 다른 두 종을 조사해보니 마찬가지로 독이 있었다고 한다.

세 종의 새는 각각 두건 피토휘, 북부 변종 피토휘, 녹슨 피토휘**이며, 모

---

*   Precursor: 화학 반응에서 최종 물질이 만들어지기 바로 이전 단계의 물질.

**   Hooded pitohui, Northern variable pitohui, Rusty pitohui.

제 5장 동물의 독성과 약성

[그림 5-2] 독조: 북부 변종 피토휘와 녹슨 피토휘의 스케치

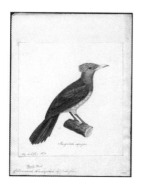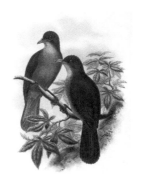

두 피토휘속에 속하는 조류다. 큰 종은 몸길이가 60~80cm나 된다는 점에서도 피토휘가 짐새일지 모른다는 생각마저 든다.

독은 호모바트라코톡신으로, 앞에서 알아본 독화살개구리의 맹독인 바트라코톡신과 유사하다. 주로 피부와 깃털에 독이 있다. 상상의 나래를 펼쳐보자면, 피토휘의 깃털로 술을 담가 짐살을 할 수 있을지도 모르겠다.

조류 인플루엔자

조류 인플루엔자는 A형 인플루엔자 바이러스가 일으키는 감염성 질병으로, 고병원성·약병원성·비병원성으로 구분한다. 고병원성 조류 인플루엔자에 걸린 닭은 대부분 폐사한다. 사람이 감염되는 일은 극히 드문데, 조류 인플루엔자가 발생한 농장 가까이에 살거나 근처를 지나가는 정도로는 감염되지 않는다.

조류 인플루엔자 바이러스는 열을 가하면 감염성이 사라진다. 가열할 때 식품 전체가 70℃ 이상이 되도록 하고, 닭고기는 분홍색이 사라질 때까지 가열하는 것이 좋다.

일본에서는 달걀을 날로 먹을 것을 고려해 생산하지만, 불안하거나 몸이 안 좋은 사람은 가열해 먹는 편이 낫다. 세계보건기구(WHO)에서는 달걀의 중심부를 70℃까지 가열할 것을 권장한다.

24

파충류와 독의 전문가
클레오파트라

코브라인가, 살무사인가

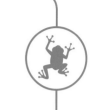

독이 있는 생물이라 하면 반사적으로 독사를 떠올리지 않을까. 한국에도 살무사, 까치살무사, 쇠살무사, 유혈목이 등 독사가 있지만, 전 세계로 범위를 넓히면 더 무시무시한 독사도 존재한다.

그리고 의외로 개구리도 얕볼 수 없는데, 뱀도 쏜살같이 도망칠 정도로 강한 독을 지닌 종이 있기 때문이다.

독사의 독은 단백독

독사라면 살무사, 까치살무사 외에도 코브라, 방울뱀, 백보사 등이 유명하다. 그리고 바다에 서식하는 바다뱀의 독도 맹독으로 알려져 있다. 뱀독은 어떤 독일까.

뱀의 독은 모두 단백질, 즉 단백독이다. 단백질은 아미노산이라는 기본 단위 분자가 특정 순서로 수백 개씩 결합한 거대한 분자이며, 일반적으로 고분자라고 한다.

우리 주변에서 찾아볼 수 있는 고분자라면 폴리에틸렌과 페트병의 원료인 PET(Polyethylene terephthalate)가 있는데, 폴리에틸렌과 PET를 구성하는 단위 분자는 각각 한 종류, 두 종류다. 반면에, 인간의 단백질을 구성하는 아미노산은 20종이나 되니 폴리에틸렌이나 PET과 비교하면 구성이 복잡하다.

그렇지만 뒤에서 살펴볼 파랑비늘돔의 독인 팔리톡신에 비하면 인간의 단백질은 장난감이나 다름없다.

아미노산의 결합 순서만 보면 그렇다는 말이다. 단백질은 아미노산이 결합해 만들어진 긴 털실 같은 분자가 고유하게 접힌 구조다. 이를 단백질의 입체 구조라고 하는데, 상상을 초월할 만큼 복잡하다. 게다가 접히는 방식, 즉 입체 구조가 조금이라도 달라지면 단백질로 전혀 기능하지 못하게 된다.

광우병의 원인인 프라이온이 전형적인 예다. 정상적으로 접힌 프라이온은 생체에 유용한 단백질이지만, 접히는 방식이 변하면 광우병의 원인이 되는 것이다.

단백질의 입체 구조는 열, 산, 알코올 등 여러 요소에 영향을 받으면 비가역적 변화를 일으켜 원래대로 돌아가지 않는다. 이를 단백질의 변성이라고 한다. 날달걀을 삶으면 삶은 달걀이 되지만, 삶은 달걀을 식히더라도 날달걀로 돌아가지 않는 현상이 단백질의 변성을 설명하는 좋은 예다.

살무사 술은 살무사의 단백독이 알코올에 비가역적으로 변성된 결과물

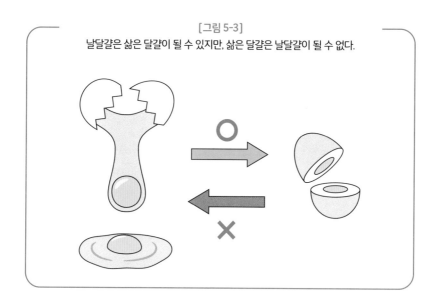

[그림 5-3]
날달걀은 삶은 달걀이 될 수 있지만, 삶은 달걀은 날달걀이 될 수 없다.

이며, 단백독이 아닌 복어 독이나 투구꽃 독에서는 절대 일어나지 않는 현상이다.

클레오파트라는 왜 코브라 독을 사용했을까?

독사의 독은 크게 두 종류로 나뉜다. 신경전달을 방해하는 신경독과 근육을 괴사시키는 출혈독이다. 코브라 독은 대표적인 신경독이며, 바다뱀 독도 신경독이다. **신경독은 말 그대로 신경에 작용하므로 아픔은 그리 크지 않지만, 천천히 죽음에 이르는 독**이다.

반면 출혈독은 물린 부위가 부풀어 오르고 근육이 괴사하므로 고통이 극심하다. 한국의 독사 중 살무사, 쇠살무사, 유혈목이가 출혈독을 가지고

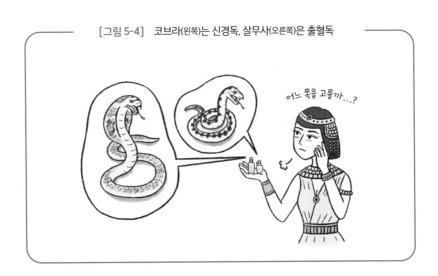

[그림 5-4] 코브라(왼쪽)는 신경독, 살무사(오른쪽)은 출혈독

어느 쪽을 고를까…?

있고, 까치 살무사는 출혈독과 신경독을 함께 가지고 있다. 미국에 서식하는 방울뱀과 맹독으로 유명한 미국살무사(Agkistrodon속)도 출혈독을 가지고 있다.

이집트 여왕 클레오파트라가 스스로 뱀에 물려 자살했다는 설을 두고, 그 뱀이 코브라였는지 살무사였는지 논쟁이 벌어진 적이 있다(영화에서는 대부분 코브라로 묘사된다).

일설에 따르면 클레오파트라는 노예에게 독을 실험하면서 인체를 연구한 독의 전문가였다고 한다. 그 설이 사실이라면, 매우 고통스러운 출혈독이 있는 살무사 대신 고통이 적은 신경독이 있는 코브라를 택하지 않았을까 생각해볼 수 있다.

'독의 차이'라는 관점으로 바라보는 역사도 굉장히 흥미롭다.

일본의 독사

과거 일본에 서식하는 독사는 살무사와 반시뱀, 두 종밖에 없다는 것이 일반적인 인식이었다. 그러나 1984년, 아이치현의 중학생이 율모기에게 물려 사망하는 사건이 일어났다. 율모기에 독이 있다는 사실은 전문가들 사이에서 널리 알려져 있었다.

그런데 왜 일반인들은 이 사실을 몰랐을까. 그 이유는 일반적인 독사와 달리 율모기는 입 안쪽에 있는 작은 이빨에 독이 있어서 평상시에 물리는 정도로는 독이 주입되지 않기 때문이다.

중독되어 죽은 중학생은 평소 뱀을 좋아해서 배낭에 율모기를 넣으려다가 손가락을 깊게 물린 것으로 추정된다. 이후 병원에서는 율모기 혈청을 구비하도록 제도가 바뀌었다.

율모기, 살무사, 반시뱀 독의 독성을 단위 중량 기준으로 비교하면 '율모기 > 살무사 > 반시뱀'으로, 율모기의 독이 가장 강하다.

그러나 개체의 무게는 반시뱀이 가장 무거운 만큼 한 번에 주입되는 독의 양도 반시뱀이 많으므로 죽음에 이를 정도의 피해를 주는 뱀은 반시뱀이다.

단위를 기준으로 맹독의 순위를 세울 수 있지만, 반드시 양도 함께 파악해야 한다. 물도 많이 마시면 독이 되는 것과 같은 이치다.

온순하지만 독이 있는 파충류 바다뱀

일반적으로 바다뱀이라고 부르지만, 사실 바다뱀은 **파충류와 어류, 두 종류**가 있다.

[그림 5-5] 바다뱀은 두 종류

[그림 5-5] 바다뱀은 두 종류

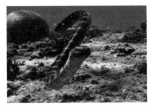

푸른바다뱀(파충류)

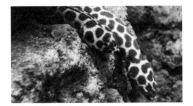

점박이뱀장어(어류)

	파충류	어류
성격	온순함	흉포함
독	있음	없음

어류 바다뱀에는 아가미가 달려 있고, 물속에서 호흡할 수 있으며 독은 없다. 그러나 이빨이 날카롭고 성격이 흉포해서 물리면 상처가 크게 난다.

한편 파충류 바다뱀은 성격이 온순해서 물릴 일이 거의 없다. 그러나 맹독이 있으므로 한 번 물리면 목숨을 잃을 위험성이 있다.

어류든 파충류든 바다뱀을 보고 안이하게 손을 대지 않는 것이 현명하다. 오키나와현에서는 바다뱀 요리가 유명한데, 어류와 파충류 모두 쓰인다.

오키나와 근해에 많은 파충류 바다뱀은 푸른바다뱀이다.* 신경독이 있으

---

* 한국에는 일생을 바다에서 보내는 진정 바다뱀으로 바다뱀을 비롯해 먹대가리바다뱀, 얼룩바다뱀 등 3종이

제 5 장 동물의 독성과 약성

며 독성은 반시뱀 독의 70~80배다.

　오키나와에서는 훈제 요리를 만들려고 바다뱀을 잡을 때, 맨손으로 잡는 일이 많다고 한다. 그러나 물리면 최악의 경우 사망할 위험성이 있다. 그리고 바닷속에서 물리는 일이 많아 익사할 우려도 있다.

살며, 번식 등 삶의 일부를 육지에서 보내는 넓은띠큰바다뱀 등 모두 4종의 바다뱀 무리가 서식한다.

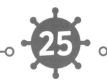

양서류는 핥으면 안 돼!

두꺼비 vs 독개구리

생물 중 두 번째로 강한 독을 가진 개구리

개구리는 천진난만하고 익살스러운 얼굴이지만, 뱀이 쏜살같이 도망칠 정도로 강한 독을 가지고 있기도 하다. 예쁘고 귀엽다고 깔봐서는 안 된다. 남방산 개구리를 기르는 사람은 특히 주의해야 한다.

일본두꺼비는 몸집이 큰 일본의 고유종으로, 후두부의 귀샘에서 독액을 내뿜는다. 후두부 이외에도 몸의 돌기에서 하얗고 끈적이는 독액을 분비한다. 두꺼비는 이 독으로 해충을 죽인다. 성분은 부포톡신이라는 강심배당체*의 일종으로, 한방에서는 섬수(蟾酥)라고 부르며 강심제로 사용한다. 간단히 말해 두꺼비 기름이다.

---

*　심장의 출력·수축 속도를 증가시키는 유기화합물로, 강심제라고도 한다.

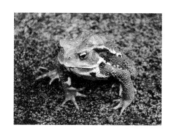

[그림 5-6]　일본두꺼비와 부포톡신

강심배당체의 일반 구조식

R

C D

A B

당 O

또 다른 종인 독화살개구리를 잊어서는 안 된다. 수렵 민족은 화살 독을 화살에 발라 사냥감을 잡는 데 사용했다.

조금 과장하자면 '화살 독은 한 민족을 굶주림에서 구한다는 중대한 사명을 짊어졌다'라고 할 수 있다. 따라서 화살 독은 그 민족이 아는 가장 강한 독이었고, 아이누족은 투구꽃 독인 아코니틴을 사용했다.

남미 수렵 민족이 즐겨 사용한 독은 독화살개구리의 독이다. 독화살개구리는 여러 종이 있지만, 가장 큰 종도 몸길이가 6cm밖에 되지 않는다. 색도 대체로 파랑, 노랑, 녹색처럼 예쁜 색을 띠지만 독은 굉장히 강력하다.

독화살개구리의 독은 바트라코톡신이라는 신경독이며, 생물이 지닌 독 중 팔리톡신 다음으로 강한 독이다.

다만 이 독은 개구리가 직접 만든 독이 아니라, 개미나 진드기로부터 먹이 연쇄 과정을 거쳐 모인 독이다.

[그림 5-7]　독화살개구리와 바트라코톡신의 구조

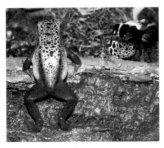

왼쪽은 독화살개구리, 오른쪽은 염색독화살개구리

도마뱀붙이는 파충류, 영원은 양서류

도마뱀붙이와 영원은 예로부터 혼동하는 일이 잦았지만, 생물학적으로는 계통이 전혀 다르다. 도마뱀붙이는 파충류이고 물이 없는 건물 안에서 산다. 그래서 일본에서는 도마뱀붙이를 '야모리(屋守り)'라고 불렀다. 반면 영원*은 양서류이며 물이 없는 곳에서는 살 수 없다. 영원을 일본어로 '이모리(井守り)'라고 하는 이유는 그 때문이다. 일본에는 배가 빨간 일본붉은배영원이라는 종도 서식한다.

　파충류인 도마뱀붙이에는 독이 없지만, 양서류인 영원은 복어도 가지고 있는 테트로도톡신을 피부에서 분비하므로 위험하다. 그렇다고 해도 손으

---

*　한국에서는 서식하지 않는다.

로 만진 정도로는 그리 위험하지 않다.

그러나 영원을 만진 손으로 눈을 비비면 좋지 않으므로, 양서류를 만진 다음에는 손을 반드시 씻어야 한다. 복어와 마찬가지로 영원을 먹는 것은 위험하다.

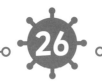

어패류에는
맹독의 강자가 한가득

복어, 파란고리문어, 청자고둥

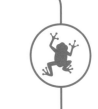

어패류에는 독이 있는 생물이 많다고 알려져 있다. 그러나 독이 그 동물의 몸속에서 만들어진다고는 할 수 없다. 먹이 사슬을 통해 커다란 물고기가 플랑크톤 같은 작은 동물을 먹고 그 독을 농축해 몸속에 담아둘 수도 있기 때문이다. 이처럼 **어패류의 독은 생식 장소나 시기에 따라 독의 양이 크게 변할 수 있다.**

복어 독: 양식 복어에는 독이 없다?

어패류에서 유명한 독은 복어 독, 즉 복어에 있는 테트로도톡신이다. 테트로 도톡신(Tetrodotoxin)이라는 이름은 복어과의 학명인 'Tetraodontidae'와 생물 독을 뜻하는 'Toxin'에서 유래했다. '네 개의 이빨을 가진 생물'이라는 뜻의 학명은 복어가 네 겹의 크고 날카로운 이빨이 있어서 붙여졌다.

[그림 5-8] 1~10까지의 그리스 숫자 표현

1~10	1	2	3	4	5
표기	mono-	di-	tri-	tetra-	penta-
읽는 법	모노	다이	트라이	테트라	펜타

1~10	6	7	8	9	10
표기	hexa-	hepta-	octa-	nona-	deca-
읽는 법	헥사	헵타	옥타	노나	데카

화학에서는 그리스식 숫자 표현을 사용할 때가 많으므로, 1~10까지의 그리스 숫자를 그림 5-8에 실었으니 참고하길 바란다.

다시 돌아와서, **복어 독은 복어의 몸속에서 자연히 생기는 것이 아니라 먹이 사슬을 통해 홍조류가 만든 독을 몸속에 축적한 것**이다. 따라서 천연 먹이를 섭취하지 못하는 양식 복어는 독이 없다고 알려져 있다.

그러나 양식 복어 무리에 천연 복어를 넣으면 양식 복어도 독을 가진다고 한다. 이 현상을 토대로 해서 천연 복어의 몸속에 있는 테트로도톡신을 생산하는 균이 양식 복어에게 이동한다는 설도 있다.

그러나 복어 중에는 금무늬밀복이라는 독이 전혀 없는 종도 있고, 밀복처럼 온몸이 독으로 가득한 종도 있다. 심지어 전문가조차 이 둘을 구분하기 어렵다고 하니 골치 아픈 일이다.

청복이라는 이름의 중형 복어는 살이나 내장뿐만 아니라 피부에도 독이 있다. 흥분했을 때 피부에서 분비하는 점액에 독이 있다고 한다. 반면에 자주복처럼 난소, 간, 혈액 외에는 독이 없어 구분하기 쉬운 복어도 있다. 초심자가 다루기에는 여간 까다로운 게 아니다.

테트로도톡신은 청산가리보다 1000배나 강한 맹독이지만 진통 효과가 있어 진통제로 쓰이기도 한다. 신경독인 테트로도톡신은 신경세포의 소듐 채널을 폐쇄해 신경의 정보 전달을 방해한다. 이러한 작용은 투구꽃 독인 아코니틴과 정반대다.

그렇다면 정반대로 작용하는 **"아코니틴과 테트로도톡신을 동시에 섭취하면 어떻게 될까?"**라는 소박한 의문이 드는데, 이에 대해서는 앞 장에서 이어지는 칼럼 '독의 이중주(후편)'를 확인하자.

일본 노토반도는 자주복의 난소를 먹는 것으로 유명하다. 이 지역에서는 자주복의 난소를 반년 이상 소금에 절인 후 염분을 제거하고 다시 쌀겨로

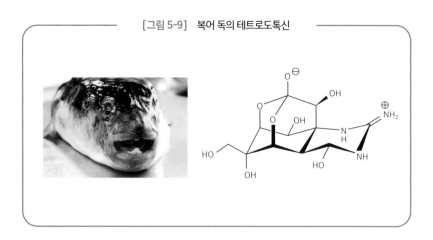

[그림 5-9] 복어 독의 테트로도톡신

반년 이상 숙성한다. 그렇게 하면 테트로도톡신의 독성이 사라지는데, 과학적인 메커니즘은 아직 밝혀지지 않았다고 한다.

파란고리문어의 독

지구온난화의 영향 때문일까, 최근 일본 근해의 수온이 올라가면서 이전에는 서식하지 않았던 해양 생물이 일본 근해에 나타났다.[*] 파란고리문어도 그중 하나다. 몸길이가 9cm 정도로 작은 문어로, 흥분하면 표면에 파란 고리 문양이 나타나서 이러한 이름이 붙었다.

성질은 굉장히 난폭해 만지면 무는데, 이때 타액에 포함된 테트로도톡신(복어 독)이 피해자의 몸속으로 들어가면서 복어에 중독되었을 때와 마찬가

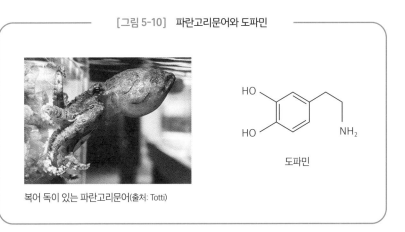

[그림 5-10] 파란고리문어와 도파민

도파민

복어 독이 있는 파란고리문어(출처: Totti)

---

[*] 한국에서도 파란고리문어가 발견된다. 국립수산과학원에 따르면 지난 2012년 제주에서 처음 발견된 뒤 남해안 거제, 부산, 여수 등지에서 발견되더니 2020년부터는 동해 울산 연안에서도 발견되고 있다.

지로 목숨을 잃는다.

파란고리문어에는 테트로도톡신 외에도 세로토닌과 도파민처럼 인간의 뇌내 신경전달물질도 들어 있는데, 이 물질들이 모두 피해자의 신경전달계를 방해한다. 해안에서 파란고리문어를 발견하면 절대 만지지 않도록 주의해야 한다.

산호초의 독

산호초에 서식하는 물고기는 계절에 따라 맹독을 품기도 한다. 그러나 계절이 바뀌면서 독성도 달라지므로 주의해야 한다. 계절에 따라 독성이 달라지는 이유는 먹이 사슬을 통해 물고기의 몸속에 독이 쌓이기 때문이다.

이러한 독 중 유명한 물질이 팔리톡신이다. 산호초에 서식하는 모래말미잘에서 발견되는 독으로, 독성은 복어 독의 50배나 되어 옛날에는 현지인들이 화살 독으로 사용했다고 한다. 지금은 파랑비늘돔의 독으로 유명하다.

파랑비늘돔의 살은 맛있지만, 내장은 물론 시기에 따라 몸 일부에도 독이 함유되어 있을 때가 있다. 많이 먹지 않도록 자제하고, 내장은 절대 먹어선 안 된다.

팔리톡신이 유명한 이유는 독성 때문이기도 하지만, 복잡한 분자 구조 때문이기도 하다(그림 5-11 참조). 이러한 구조를 파악하는 데에도 엄청난 노력이 필요한데, 실험을 통해 합성해냈다니 놀라울 따름이다. 팔리톡신은 인류가 만들어낸 천연물 중 가장 분자 구조가 복잡한 물질이라고 한다.

팔리톡신이 몸속에 들어오면 근육이 융해하면서 격한 통증과 함께 흑갈

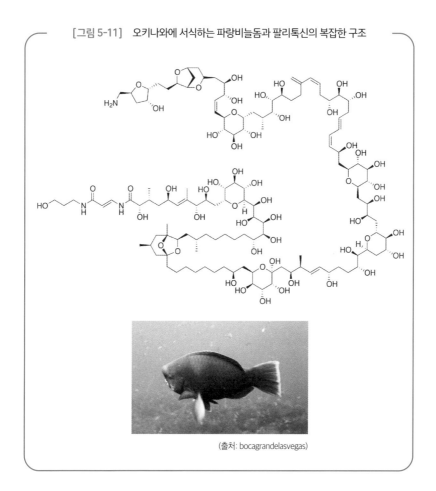

[그림 5-11] 오키나와에 서식하는 파랑비늘돔과 팔리톡신의 복잡한 구조

(출처: bocagrandelasvegas)

색 소변, 보행 장애, 호흡 곤란 등의 증상이 나타나고 최악의 상황에는 죽음에 이른다. 최근 바닷물 온도가 상승하면서 일본 간토 지방 해안에 서식하는 돌돔에게도 팔리톡신이 들어 있다고 하니, 한 입 먹고 이상하다고 느꼈다면 그 이상 먹지 않는 것이 현명하다.

쏘는 물고기도 조심

바다낚시를 좋아한다면 물고기에 쏘여본 적도 있을 것이다. 작은 물고기라면 몸길이가 10cm도 되지 않는 미역치, 중간 크기라면 메기처럼 생긴 쏠종개, 큰 물고기라면 가오리가 있다.

미역치에게 쏘일 경우 한 시간 정도 지나면 아픔이 사라지지만, 쏠종개부터는 만에 하나 짓밟기라도 하면 장화 밑창을 뚫고 발을 찌르는 바람에 앓아눕는다고 한다. 가오리에 쏘이면 입원해야 하고, 심각하면 과민성 쇼크로 사망할 수 있다.

이러한 물고기들의 독은 모두 단백독이므로 가열하면 변성되어 독성이 사라진다. 그러므로 물고기에 쏘였을 때 환부에 화상을 입지 않을 정도로 뜨거운 물에 담그면 통증이 옅어진다.

물고기는 가열해서 먹는 것만큼 좋은 요리법이 없다. 된장을 넣고 조려서 먹는 쏠종개는 별미다.

해파리의 독

해파리는 반투명한 몸으로 우아하게 헤엄치는 모습 덕에 마음이 안정된다며 수족관에서 인기가 있지만, 해파리 중에는 맹독이 있는 종도 있다.

해파리의 촉수에는 자세포(刺細胞)라는 특수한 세포가 있는데, 외부에서 자극을 받으면 150기압까지 올라간 세포 내부의 압력으로 자사(刺糸)라는 가시를 쏜다. 이 가시에 있는 독은 단백독의 일종이며 쉽게 분해되는 탓에 아직 구조가 밝혀지지 않았다.

[그림 5-12] 작은부레관해파리(왼쪽)와 호주상자해파리의 분포도(오른쪽)

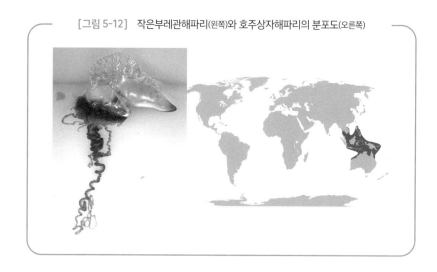

일본에서 유명한 종은 작은부레관해파리다. 갓의 지름은 10cm 정도로 매우 짧지만, 촉수의 길이는 평균 10m이고 거대한 개체는 50m에 달할 정도로 길다. 촉수에 닿으면 격렬한 통증과 동시에 피부가 부풀어 오르며, 통증은 수일씩 지속될 수도 있다. 심각한 경우 쇼크로 사망하기도 한다.

그리고 두 번 쏘였을 때는 과민성 쇼크를 일으켜 심각한 증상이 나타날 수 있으므로 주의가 필요하다.

세계적으로 맹독이 있는 해파리로 유명한 종은 오스트레일리아 해역에 서식하는 호주상자해파리다. 갓의 지름이 40cm, 촉수의 길이가 4m인 대형 해파리로, 쏘이면 극심한 고통에 쇼크를 일으켜 익사할 수도 있다고 한다. 육지로 올라와도 쏘인 부위가 괴사하는 한편 시력 저하, 호흡 곤란, 심정지 등을 일으키며 1~10분 만에 죽음에 이른다.

무시무시한 조개 독

조개 독은 주로 두 개의 껍데기를 가진 이매패(二枚貝)류가 독이 있는 식물성 플랑크톤을 먹고 몸속에 담아둔 독을 가리킨다. 일본에서는 1942년 시즈오카현 하마나호수 근처에서 일어난 '하마나호수 바지락 사건'이라는 대규모 식중독으로 환자 334명 중 144명이 사망했다.

이매패는 식물성 플랑크톤을 먹는데, 식물성 플랑크톤 중 독이 있는 종이 있다. 이를 유독성 플랑크톤이라고 한다. 조개가 서식하는 해역에 유독성 플랑크톤이 나타나면 이매패는 유독성 플랑크톤을 포식하면서 독을 서서히 몸속에 축적한다. 단, 유독성 플랑크톤이 항상 나타나지는 않으므로 일반적으로는 조개에는 독이 없다.

조개 독에는 마비성 조개 독, 설사성 조개 독, 신경성 조개 독, 기억상실성 조개 독 등이 있다. 그중 **일본에서 확인된 독은 마비성 조개 독과 설사성 조개 독, 두 종류**다. 독 성분은 수용성 신경독으로, 독성은 복어 독인 테트로도톡신에 필적하며 신경·근육계를 마비시킨다. 열에 강해서 삶아도 구워도 사라지지 않는다.

마비성 조개 독은 식후 30분 이내에 혀, 입술, 얼굴이 마비된다. 최악의 경우 12시간 이내에 호흡 곤란으로 사망한다. 12시간을 넘으면 회복세로 접어든다.

설사성 조개 독은 설사 외에도 구토, 구역질, 복통을 일으킨다. 식후 30분~4시간 이내에 증상이 나타나며 발열이 나타나지 않아 다른 중독 증상과 구별할 수 있다. 약 3일 정도 지나면 완쾌하므로 사망한 사례는 없다.

조개 독은 현지 보건소를 비롯한 의료 기관에서 정기적으로 검사하며, 독조개가 나타나면 해당 해역의 조개 출하를 규제해 조개 독이 축적된 이매패류가 시장에 나도는 상황을 방지하기 위해 조처한다.

청자고둥의 독은 약의 보물창고?

현재 의약학 분야에서 주목받는 조개는 바로 청자고둥이다. 모양이 마치 고려청자를 닮아 이러한 이름이 붙었고, 별보배고둥이라고도 불리는 개오지의 친구다. 청자고둥의 종류는 500종이 넘는다고 한다. 모든 종이 육식이며 사냥감을 죽이기 위해 독을 사용한다. 작은 이빨처럼 생긴 치설(齒舌)은 작살을 닮은 형태로 진화했는데, 청자고둥은 사냥감을 향해 치설을 날려 독을 주입한다. 작살이 얼마나 센지, 잠수복을 관통할 정도라고 한다.

가장 독이 강한 청자고둥은 지도청자고둥으로, 일본 오키나와현에서는 반시뱀에 필적하는 맹독이 있다고 해 반시뱀조개라고 부른다. 지도청자고둥 한 마리에는 서른 명을 죽일 정도로 강한 독이 있다.

청자고둥이 의약학 분야에서 주목받는 이유는 독성 때문이다. "독은 약이다"라는 말이 있다. 청자고둥의 독은 한 종류가 아니라 수십 종류, 개체에 따라서는 100종류도 넘고, 대다수는 여전히 구조가

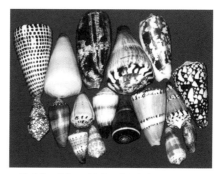

반시뱀조개라고도 불리는 맹독성 청자고둥 (출처: Pet)

밝혀지지 않았다. 만약 이 독들의 구조가 밝혀져 생리 작용을 규명할 수 있게 된다면, 새로운 의약품을 몇십 종류나 개척할 가능성이 생기는 셈이다.

실제로 청자고둥에서 발견된 지코노타이드라는 성분은 모르핀의 1000배나 되는 강력한 진정 작용이 있어, 2004년 미국에서 의약품으로 승인되었다. 현재 알츠하이머병, 파킨슨병, 뇌전증(간질) 등 현대 의학으로 치료하기 어려운 난치병에 효과가 있을 것으로 추정되는 성분들도 연구 중이다. 그런 의미에서 청자고둥은 약물의 보물창고다.

민물고기의 독: 장어회가 없는 이유

드물지만 민물고기 중에도 독이 있는 물고기가 있다. 유명한 종으로 잉어와 장어가 있다.

잉어의 독은 쓸개주머니에 있다. 일본에서는 잉어의 쓸개주머니가 정력제라는 인식이 있어 요리를 먹을 때 쓸개주머니를 가장 먼저 입으로 가져가는 사람도 있지만, 흉내 내면 안 된다. 잉어과 물고기의 쓸개주머니에는 잉어독이 있다. 중국에서는 마찬가지로 민물고기인 초어의 쓸개주머니를 먹고 식중독으로 죽는 사람이 적지 않다고 한다.

장어 독은 혈액에 있다. 그래서 장어는 회처럼 날것으로 먹지 않는다고 한다. 장어의 혈액독을 실제로 느끼는 사람은 장어 요리사다. 장어를 가를 때 손가락을 베면 통증이 강할 뿐만 아니라 회복도 느리다고 한다.

제4장의 '독의 이중주(전편)'의 후편을 다음 페이지에 소개하고자 한다. 두 편으로 나눈 이유는, 제4장에서 소개한 식물성 독인 투구꽃과 함께 제5장에서 소개한 동물성 독까지 갖추어져야 추리가 완결되기 때문이다.

그럼, 이번 사건을 해결하려면 두 가지 지식이 필요하다는 점을 염두에 두고 '독의 이중주(후편)'를 읽어보자.

독의 이중주(후편)

경찰은 다시 한번 조교수에게 검사를 의뢰했다. 마침 조교수의 출신 대학에 최신 고성능 분석 기기가 들어왔다고 해 이를 사용해 혈액을 검사했다. 그 결과, 이번에는 복어 독인 테트로도톡신이 검출되었다. 경찰의 조사로 가미야가 사건 발생 전에 황해흰점복을 구입했다는 사실이 드러났다. 그것도 1200마리라는 엄청난 양이었다.

이 사건은 단순한 독살이 아니라 아코니틴(투구꽃 독)과 테트로도톡신(복어 독)이라는 자연계의 두 독을 이용한 전대미문의 사건이었다.

한편 아코니틴과 테트로도톡신은 둘 다 신경독으로, 신경세포 축삭의 채널에 작용한다. 그러나 한쪽은 채널을 열고 다른 한쪽은 채널을 닫아 정반대로 작용한다.

두 독을 동시에 복용하면 어떻게 될까. 조교수는 문헌을 조사했지만, 그러한 연구 사례는 찾을 수 없었다고 한다.

그래서 조교수는 직접 생쥐를 사용해 실험에 나섰다. 의외라고 해야 할지 예상대로라고 해야 할지 알 수 없지만 흥미로운 결과가 나왔다.

결론을 말하자면, 처음에는 두 독이 서로 상쇄 작용한다. 그리고 남은 쪽이 대상(피해자)에 독으로 작용한다. 두 독이 상쇄 작용하는 동안 대상은 아무런 이상 없이 활동할 수 있다. 상쇄에 걸리는 시간은 독의 양에 따라 다르다. 여러모로 실험한 결과, 길게는 2시간까지 소요된다는 사실을 알게 되었다.

이로써 가미야의 알리바이는 무너졌지만, 가미야는 완강하게 범행을 부인했다. 용의자가 부인하는 이상 직접적인 증거는 없는 셈이다. 상반되는 두 독을 섞으면 이렇게 살인도 가능하다는 트릭을 밝혀냈고 피해자의 혈액에서 두 종류의 독극물이 검출되었지만, 이를 가미야가 먹였다는 증거는 어디에도 없기 때문이다. 피해자가 자살하려고 비행기 안에서 먹었을 가능성도 무시할 수 없었다.

재판은 최고재판소까지 올라갔고, 2002년 가미야의 무기징역이 확정되었다. 그리고 2012년 11월, 가미야는 범행을 시인하지 않은 채 오사카 의료 교도소에서 73세의 나이로 병사했다. 진상은 아무도 알 수 없게 되었다.

그러나 아코니틴과 테트로도톡신이라는 두 신경독으로 채널을 여닫는 상반된 작용을 노렸다는 점에서 독에 대한 지식이 풍부했으며 실험도 여러 번 했으리라고 추측할 수 있다.

곤충의 독,
몸은 작아도 얕보지 말 것!

만지지 않는 것이 원칙

포유류와 달리 벌, 전갈, 독나방처럼 독이 있는 곤충은 얼마든지 있다. 물론 한 마리가 품고 있는 독은 그리 많지 않으나 몸무게 대비 독의 강도는 상당하다. 곤충을 얕봐선 안 된다.

땅벌과 독나방

땅벌은 성질이 난폭한데다 몸집이 큰 만큼 독액 양도 많아, 한 번 찔리면 쇼크로 죽을 수도 있다. 특히 과민성 쇼크를 일으키면 상황이 심각해진다.

벌 독은 아미노산에서 파생된 물질로, 신경전달물질인 세로토닌과 국소 호르몬*으로 유명한 히스타민이 이에 해당한다. 가열해서 밥을 짓든지 소주에

---

* 혈액의 순환으로 온몸을 거치는 대신 표적 부위에 직접 작용하는 호르몬.

담그면 독성이 사라지지만, 독침을 제거할 때 주의가 필요하다.

독나방의 독은 몸 표면을 덮고 있는 털에 있다. 한 마리에 50만~600만 개가 있다니 엄청난 양이다. 이 독 털이 옷에 붙으면 입을 때마다 피해가 커지므로 옷을 폐기해야 한다.

그러나 독나방의 독은 단백질이므로 약 50℃로 가열하면 변성된다. 그러므로 독성을 없애려면 뜨거운 물에 세탁하든지 다리미로 다리면 된다. 생활의 지혜로 알아두면 좋다.

전갈 독이 그렇게 강할까?

전갈은 생김새부터 굉장히 무섭게 생긴데다 영화에도 곧잘 등장한다. 전갈에게 찔리면 한 발로 목숨을 잃을 것처럼 보이지만, 전갈의 독은 그만큼 강하지 않다. 특히 일본에 서식하는 전갈의 독은 강하지 않다.

그러나 전 세계에는 총 1000종 이상의 전갈이 존재하며 그중 25종은 사람을 쓰러뜨릴 정도로 강한 독이 있다. 해외에, 특히 전갈이 서식할 법한 지역에 갈 때는 주의해야 한다.

전갈 독은 단백독이므로 열과 알코올에 변성된다. 따라서 가열하거나 술에 담그면 독을 없앨 수 있다.

한방에서는 전갈을 식염수로 익힌 다음 건조해 뇌졸중·신경 마비·경련에 특효약으로 사용한다.

붉은등거미는 맨손으로 만지면 안 된다

최근 붉은등거미를 비롯한 해외의 독거미가 일본에 상륙해 문제로 떠올랐다. **붉은등거미의 독은 신경독**으로, 독이 있는 것은 암컷뿐이다. 오스트레일리아에서는 사람이 죽은 사례가 있지만, 일본에서는 아직 보고된 바 없다. 성질이 기본적으로 온순해 맨손으로 만지지 않는 한 물릴 일은 없다.

초대형 거미인 타란툴라는 언뜻 보기에도 무섭게 생겼다. 그러나 타란툴라는 의외로 독이 그렇게 강하지 않다고 한다. 기름에 튀겨 먹으면 맛이 좋은 것도 현지에서 타란툴라를 두려워하지 않는 이유일까.

일본에 서식하는 재래종 독거미 중 유명한 종은 어리염낭거미속뿐이다. 그중에서도 애어리염낭거미가 대표적인데, 일본 국내에서 거미에게 물려 생기는 염증은 대부분 이 애어리염낭거미가 원인이다. 독은 신경독으로, 찔리면 수일 동안 격통에 시달리게 되며 심각하면 마비가 몇 주씩 지속된다고 한다. 일본에서는 사망 사례가 없지만, 해외에서는 사망 사례가 보고되고 있다.

이 거미들은 억새를 비롯한 벼과 식물의 잎을 둘둘 말아 둥지로 만들고 알을 낳는다. 물린 사람은 대부분 잘못해서 둥지를 부수는 바람에 산란 전후로 예민한 암컷 거미가 문 경우다. 둥지를 발견해도 가까이 가지 않고 내버려 두면 물릴 일은 없다.

독이 있는 지네, 독이 없는 그리마

그리마의 생김새는 지네와 비슷하다. 꿈틀거리면서 재빠르게 움직이는 것이

제 5 장 동물의 독성과 약성

지네, 다리가 길고 물결치듯 움직이는 것이 그리마다. **지네에는 독이 있지만, 그리마에는 독이 없다.** 그러나 둘 다 물리면 아프므로 주의하자.

지네는 육식성이다. 살아 있는 곤충처럼 움직이는 사냥감을 먹이로 인식한다. 바퀴벌레, 거미, 지렁이 등을 좋아한다. 지네는 시력이 나빠서 먹이인지 아닌지 눈으로 판단하지 못하고 움직이는 것을 잡아먹기 때문에, 때로는 자신의 새끼를 잡아 먹을 때도 있다고 한다.

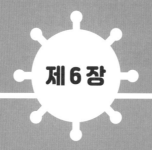

제 6 장

화학 물질의
독성과 약성

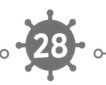

알려지지 않은 중금속의 독성

수은, 카드뮴, 납

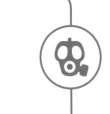

자연계에 존재하는 원소의 종류는 90여 종으로, 그중 70종은 금속 원소다. 그리고 알루미늄과 마그네슘처럼 **비중이 4~5 이하인 금속을 경금속, 그보다 큰 금속을 중금속**이라고 한다.

중금속 중에는 유독한 물질도 있다. 그러나 금속의 독성은 비교적 최근에 밝혀졌다. 오랜 시간 동안 인류는 금속의 독성을 모른 채 중금속을 다루어왔다.

희소금속, 희토류라고 불리는 원소가 인류의 생활에 등장한 시기는 최근이다. 그런데 이 원소들은 전부 중금속이다. 지금 우리는 중금속의 편리성과 유용성에만 주목하면서 위험성에는 둔감할지도 모른다.

제 6 장 화학 물질의 독성과 약성

수은 중독과 미나마타병

액체 금속인 수은은 한때 체온계에 쓰이면서 모든 가정에 비치되어 있었다. 수은등은 물론 형광등에도 수은이 들어갔다. 과거에 아이들이 상처를 입었을 때 발랐던 빨간 소독약(머큐로크롬), 속칭 '빨간약'에도 수은이 들어 있었다.[*]

일본에서 수은의 유독성이 널리 알려진 시기는 1970년대로, 구마모토현 미나마타시와 니가타현에서 공해, 미나마타병이 발생하면서부터였다.

미나마타병의 원인은 비료 공장이 합성 반응의 촉매로 사용했던 수은을 분리하지 않고 폐액을 그대로 바다와 하천에 방류했기 때문이다. 이 폐액은 미생물을 거쳐 메틸수은[CH_3-Hg-X, X는 염소(Cl) · 브롬(Br) 등의 할로젠 원소]으로 바뀐다. 물속의 메틸수은 농도는 낮지만, 생물 농축을 거듭하면서 식탁에 오른 물고기 속의 메틸수은 농도는 몇십만 배로 높아진다.

수은은 신경독으로, 평형감각을 잃어버리고 말을 똑바로 할 수 없게 되는 증상이 광범위하게 나타난다. 독은 태아에게도 들어가 태아성 미나마타병을 일으킨다.

수은은 유기수은과 무기수은으로 나뉜다. 미나마타병을 일으킨 메틸수은은 유기수은이며 독성이 강하다. 반면에 무기수은은 유기수은보다 독성이 약하며 형광등, 단추형 전지 등에 쓰인다. 그러나 무기수은 중에도 독성

---

[*] 머큐로크롬은 1세대 빨간약으로, 현재 널리 쓰이는 2세대 빨간약 포비돈 요오드에는 수은 성분이 들어 있지 않다.

물질이 있는데, 특히 염화수은($HgCl_2$)이 맹독으로 유명하다.

수은이 도시를 무너뜨린 일화도 있다. 이는 제6장의 칼럼에서 알아보자.

카드뮴 중독으로 발병한 이타이이타이병

이타이이타이병은 1900년대 초부터 일본 도야마현 진즈강 유역에서 난치병으로 유명했다. 농가의 중년 여성에게 많이 나타나는 질병으로, 뼈가 약해지면서 약간의 충격만으로도 뼈가 부러져 몸져눕게 된다. 심지어 재채기만으로도 골절이 유발되어 "아파, 아파"*하고 앓는 끔찍한 병이다.

1970년대에 들어 처음으로 이타이이타이병의 원인이 밝혀졌다. 바로 카드뮴으로 인한 골다공증이었다. 진즈강 상류에 있는 기후현 가미오카 광산에서 채굴하는 아연은 카드뮴이 붙은 채로 출토된다.

지금이야 카드뮴이 원자로 제어와 반도체의 원료로 쓰이는 중요한 금속이지만, 당시에는 사용할 방도가 없어 불필요한 금속이었다. 그래서 가미오카 광산에서도 카드뮴을 쓸모없게 여기고 진즈강에 투기했다.

강을 타고 흘러간 카드뮴은 평야까지 다다른 끝에 농경지에 스며들어 작물에 흡수되었고, 농작물을 먹은 현지 농민들에게 피해가 나타났다. 앞에서 알아봤다시피 중금속은 몸속에 축적되므로 오랜 기간에 걸쳐 오염된 농작물을 먹어온 중년 여성에게 피해가 많이 나타났다.

---

* 일본어로 이타이, 이타이라고 한다.

납 중독과 가부키 배우의 짧은 수명

납은 낚싯봉과 땜납의 주요한 원료이지만, 신경독성이 강한 금속이기도 하다. 그래서 산탄총의 탄환과 땜납에서 납을 없앤, 이른바 무연납을 사용하는 방향으로 시대의 흐름이 바뀌고 있다. 적어도 유럽 연합(EU) 소속 국가는 땜납을 사용한 전자제품의 수입을 금지했다.

납 화합물인 탄산납($PbCO_3$)은 과거 백분(화장용 분)에 들어갔던 만큼, 화류계의 유녀나 가부키 배우 중에도 백분 때문에 수명이 단축된 사람이 많았다고 한다.

와인이 시큼한 이유는 주석산 때문인데, 이 주석산이 납과 화합 반응을 일으키면 달콤한 주석산납이 만들어진다. 그래서 과거 유럽에서는 와인에

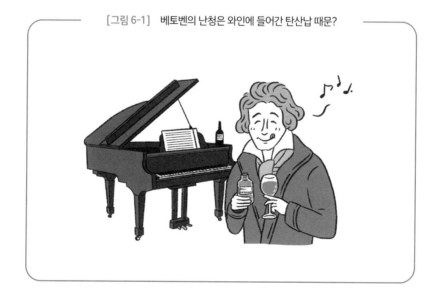

[그림 6-1] 베토벤의 난청은 와인에 들어간 탄산납 때문?

하얀 탄산납 가루를 타서 마시는 문화가 있었다고 한다.

특히 베토벤(1770~1827)은 탄산납 가루를 탄 술을 즐겨 마셨다고 한다. 그래서인지 베토벤의 난청이 납 중독 때문이라는 설도 있다.

로마의 네로 황제(37~68)도 납으로 만든 용기에 와인을 데워 마셨다고 한다. 젊었을 적에는 총명하고 음악과 건축학에 조예가 깊었던 네로가 폭거를 자행하는 모습으로 변한 이유도 납 중독의 영향이라는 설이 있다.

암살의 주역은 왜 비소에서 탈륨으로 바뀌었을까?

금속 원소는 효소의 핵심 원소로 활약한다. 그래서 생체에 함유된 금속은 중량은 가벼워도 중요하게 작용한다. 반대로 말하면, 조금만 지나쳐도 몸에 이상을 일으킬 수 있다는 의미다.

예로부터 비소의 독성은 널리 알려졌는데, 특히 아비산(As_2O_3, 정식 명칭은 삼산화이비소)은 암살에 쓰이는 독으로 동서양을 불문하고 유명했다.

일본 에도 시대의 세습 분쟁과 암살, 유럽 르네상스 시대의 암살, 나폴레옹 보나파르트(1769~1821)의 암살설 등 수많은 암살 사건에 비소가 사용되었다.

하지만 근대에 들어 비소 검출 기술이 발전하면서 암살에 비소를 사용하면 바로 발각되었다. 그리하여 비소는 '어리석은 자의 독'으로 불리며 암살에 쓰이지 않게 되었다. 그 대신 등장한 물질이 1861년에 발견된 새로운 금속 원소, 탈륨이었다.

탈륨으로 죽으면 사인을 밝히기 어려운데, 추리 소설가 애거사 크리스티

(1890~1976)에 따르면 탈륨에 독살당한 사람을 두고 의사의 소견이 백화점에 진열된 상품만큼 많았다고 한다. 참고로 크리스티는 종군 간호사 출신으로 독에 해박했다.

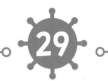

폴로늄 암살 사건

방사성원소

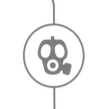

20세기에 들어 인류가 손에 넣은 최강의 독은 두말할 필요 없이 방사성 물질이다. 방사성 물질은 올바르게 사용하면 원자력 발전의 에너지가 되고 방사선 의료의 수단도 되는 신의 은총이다. 그러나 자칫 잘못 사용하면 핵폭탄처럼 인류를 멸망으로 이끄는 악마가 되고 만다.

그리고 방사성 물질은 개인을 표적으로 삼는 암살 수단으로도 쓰일 수 있다. 대표적인 사건이 바로 아래서 소개할 폴로늄 암살 사건이다.

국가가 개입한 암살 사건

2006년 11월, 영국으로 망명한 러시아 연방보안국(FSB)의 알렉산드르 리트비넨코 전 중령이 런던 도심의 대형 병원 집중 치료실에서 사망했다. 리트비넨코는 수일 전 친구와 런던의 스시 바에서 식사를 마치고 집에 돌아온 뒤로 갑자기 상태가 나빠져 급히 병원으로 이송되었다. 죽기 전 그는 "독을 마셨다"라며 호소했다고 한다. 증상은 급격히 악화했고, 12일 후 끝내 불귀의 객이 되고 말았다.

리트비넨코는 격렬하게 구토를 반복하고, 단기간에 털이 빠지고, 쇠약해진 끝에 혼수상태에 빠지는 등 방사선 피폭 특유의 증상을 보였다. 소변에서 폴로늄(Po)이 검출되면서 사인이 폴로늄으로 인한 내부 피폭임이 밝혀졌다.

이 사건은 국가가 개입한 암살로 본다. 폴로늄이라는 특수한 물질이 사용되었기 때문이다. 폴로늄은 자연계에도 존재하지만, 극히 소량에 불과하므로 연구 목적으로 폴로늄을 사용할 때는 원자로에서 인위적으로 생산한다. 그런 물질을 어떻게 누가 사적으로 만들어서 가지고 다닐 수 있을까. 국가의 고위층 인물이 아니고서야 불가능한 일이다. 치사량의 폴로늄에 가격을 매긴다면 원화로는 약 800억 원이다.

이 책을 쓰고 있는 2022년에도 사건의 진상은 오리무중이다. 암살은 성공했다고 봐야 할까. 아니면 진상이 밝혀져 범인이 모두 앞에 끌려 나오는 날이 올까.

1500억 명을 죽일 수 있는 독극물은?

사이안화물

서스펜스 드라마나 소설에 등장하는 독극물이라고 하면 **청산가리**(KCN, 정식 명칭: 사이안화포타슘)가 대표적이다. 청산가리는 맹독이지만, 공업적으로 중요한 약품이기도 하다. **청산가리 수용액은 귀금속을 녹인다**는 특징이 있다. 그래서 귀금속의 도금에 빠뜨릴 수 없는 물질이다.

청산가리는 금광에서도 쓰인다. 금을 함유한 광석을 캐서 청산가리 수용액에 담그면 금만 용해되어 나온다. 용해되지 않은 금속 찌꺼기를 버린 다음 용액을 농축해 화학 처리하면 간편하고 효율적으로 금을 캘 수 있다.

실제 현장에서는 청산가리가 아니라 똑같은 작용을 하는 청산소다(NaCN, 사이안화소듐)를 사용하는데, 청산소다는 일본에서만 1년에 3만t이 생산된다고 한다. 치사량이 0.2g이니, 3만t이면 몇 명이나 죽일 수 있는지 계산해보는 것도 하나의 재미가 아닐까(정답은 1500억 명).

제국은행 사건은 어떤 사건일까?

제2차 세계대전이 끝난 지 얼마 되지 않은 1948년, 도쿄의 도시 은행인 제국은행(현재 미쓰이스미토모은행)이 오후 3시에 영업 종료한 직후, 자신을 보건소 직원이라고 소개한 남성이 들어왔다. 남자는 "근방에 전염병인 이질이 발생해서 예방을 위해 약을 가져왔습니다" 하고 설명했다. 그리고 "예방약은 두 종류입니다. 첫 번째 약은 제가 여러분의 입안에 스포이트로 떨어뜨릴 테니 바로 삼켜주세요. 두 번째 약은 여러분이 들고 있는 컵에 들어 있습니다. 제가 여러분께 다 나누어드리고 신호를 드릴 테니 신호에 맞추어 다 같이 마셔주세요"라고 말했다.

스포이트로 입에 넣은 약품을 차례차례 삼킬 때까지만 해도 아무 일도 일어나지 않았다. 이어서 컵에 든 약을 남자의 신호에 맞추어 사람들이 동시에 마신 순간 사건이 일어났다. 몇 명은 그 자리에 쓰러져 사망했고, 몇 명은 물을 마시러 세면대로 간 직후 쓰러져 사망했다. 은행 안에 있던 16명 중 11명이 그 자리에서 사망했다. 범인은 현금과 수표를 챙겨 도주했다. 이것이 훗날 '제국은행 사건'으로 유명해진 사건의 시작이다.

독은 청산가리가 아니었다?

유해를 부검한 의사는 사이안화물이 사인이라고 진단했다. 사이안화물이라면 누구든 청산가리를 떠올리지만, 이 사건에 청산가리가 쓰였다고 생각하기는 어려웠다. 청산가리가 쓰였다면 치사량을 마신 즉시 사망했어야 했기 때문이다. 세면대까지 가서 사망할 정도의 시간적 여유는 없었어야 했다.

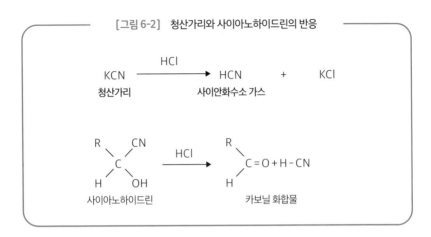

[그림 6-2] 청산가리와 사이아노하이드린의 반응

청산가리 이외의 사이안화 독극물로 인한 사건이라는 방침에 따라 범인 수색이 시작되었다. 수사당국이 예상한 독극물은 사이아노하이드린이었다. 사이아노하이드린이 위산과 반응하면 사이안화수소가 발생하는데, 반응하기까지 시간이 오래 걸리므로 이 범행에 맞아 떨어진다.

그러나 청산가리는 도금 공장에서도 찾을 수 있지만, 사이아노하이드린은 특수한 물질이므로 대학 연구실을 뒤져도 좀처럼 찾기 어렵다.

진범은 일본 화가?

수사 결과, 용의자 한 명이 수면 위로 떠올랐다. 일본 제국 육군의 관동군 731부대 소속인 남자였다. 관동군은 만주에 주둔한 일본 제국 육군의 주력 부대이며, 731부대는 그중 비밀리에 생화학 무기를 연구했다. 그런 부대 소속이었다면 사이안화 독극물 같은 특수 물질도 보유했을 가능성이 있다고 경찰은 확신했다.

그러나 당시 GHQ*로부터 이 사건의 수사를 중지하라는 명령이 떨어졌다. 당시 한반도에서 6·25 전쟁이 발발했고, 미군은 731부대가 작성한 비밀 연구 자료를 원했다고 한다. 그 때문에 연구 자료를 받는 대신 731부대 관계자에게 불체포특권을 준 것이 아닌가 하는 설도 있다.

그러나 수사는 종결되지 않았다. 다른 수사 선상에서 범인이 드러났기 때문이다. 바로 히라사와 사다미치라는 유명한 일본 화가였다.

히라사와는 범행을 부인했다. 애초에 화가인 히라사와가 어떻게 특수 화학 물질인 사이안화물을 손에 넣었을까.

하지만 히라사와에게는 분명 수상한 점이 있었다. 사건 당시 범인은 은행에서 액면가 약 16만 엔의 수표를 들고 사라졌는데, 사건 직후 히라사와의 계좌에 8만 엔이 입금되었다. 게다가 히라사와는 네 번이나 은행 사기 사건을 벌인 전적이 있었다. 이러한 추궁이 이어진 끝에 결국 히라사와는 범행을 자백했다.

자백을 토대로 재판이 열렸으나 히라사와는 그때부터 일관되게 범행을 부인했다. 그러나 당시 일본은 구 형사소송법 지배하에 있었으며, "자백은 증거의 여왕"으로 불리던 시대이기도 했다. 히라사와는 끝내 최고재판에서 사형을 선고받았다.

이후 히라사와는 계속 재심을 청구했다. 특별한 사정이 없으면 재심을 청

---

*   제2차 세계대전 종전 직후부터 약 7년 동안 일본에 주둔한 연합군 최고 사령부.

구하는 동안에는 사형이 집행되지 않지만, 그 대신 은사·특사 대상에서도 제외된다.

그 후 히라사와는 사형 판결이 확정되었고, 32년 후인 1987년에 하치오지 의료 교도소에서 폐렴에 걸려 95세의 나이로 옥사했다. 인권 운동 단체인 국제 앰네스티 사무국이 이 사태를 우려해 일본 정부에 히라사와를 석방하라고 권고한 다음 날이었다.

사건은 여전히 어둠 속에 묻혀 있다. 어쩌면 일본 근대 재판 사상 최악의 누명 사건이었을지도 모른다.

농약은 인간 사회에도 영향을 끼친다

화학 산업으로 변한 농업

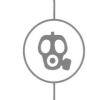

현대 농업은 자연에 녹아들었던 과거의 농업과 달리 식물을 원료로 하는 화학 산업의 양상을 띠고 있다. 화학 비료를 사용하고, 살충제로 해충을 퇴치하고, 살균제로 작물의 질병을 예방하고, 작물의 성장에 방해되는 잡초는 제초제로 제거하며, 수확물은 '수확 후 농약'으로 지키는 등 모든 농업은 화학 물질의 힘으로 성립된다.

이러한 농약의 독을 알아보자.

살충제: 인간과 꿀벌에게도 해로운 독

옛날에는 논에서 수확기의 벼를 건드리면 메뚜기 수백 마리가 소리를 내며 날아올랐다. 그러나 최근 메뚜기는 일본에서 멸종위기종으로 분류되어 있다. 좋은 일인지 나쁜 일인지는 둘째치고, 이렇게 된 원인은 살충제 때문이

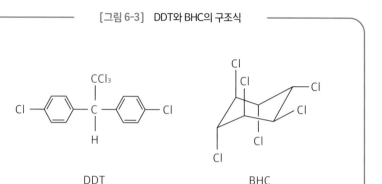

[그림 6-3] DDT와 BHC의 구조식

DDT

BHC

다. 살충제에 죽은 곤충과 작은 물고기를 먹은 대형 조류 따오기와 황새도 자취를 감추었다. 지금 일본에 남아 활개 치는 대형 조류는 까마귀 정도다.

약 반세기 전의 살충제는 DDT($C_{14}H_9Cl_5$, 반수치사량 LD_{50}: 113mg/kg), 그리고 1825년 전기화학자로 유명한 마이클 패러데이(1791~1867)가 최초로 합성한 BHC($C_6H_6Cl_6$) 등 유기염소화합물이었다. 화학식을 보면 DDT든 BHC든 염소(Cl)가 들어 있다.

그러나 **유기염소화합물은 곤충뿐만 아니라 인간에게도 유해하다**는 사실이 밝혀졌다. 게다가 DDT와 BHC는 구조가 안정적이어서 잘 분해되지 않는 탓에 오랫동안 자연에 남아 있다가 생물에 농축되어 인간에게 돌아온다. 지금도 미량이지만 여전히 모유에서 DDT가 검출된다고 한다.

DDT와 BHC 대신 등장한 약제가 유기인 계열 살충제로, 동물의 신경전달을 저해한다. 다시 말해 신경세포의 축삭 말단에서 방출되어 가지돌기에 결

제 6 장 화학 물질의 독성과 약성

[그림 6-4] 살충제로 개발된 제품의 구조식

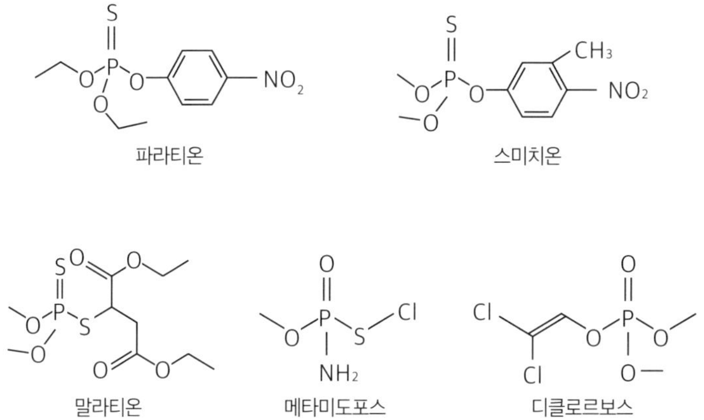

파라티온

스미치온

말라티온

메타미도포스

디클로르보스

합하는 아세틸콜린을 비롯한 신경전달물질은 원래대로라면 곧장 콜린에스터레이스 같은 효소가 작용해 분해·제거된다. 그러나 인 계열 살충제는 이 효소의 작용을 방해한다. 그리고 신경전달이 억제된 동물은 죽음을 맞이한다.

이러한 살충제로는 파라티온, 스미치온, 말라티온, 메타미도포스, 디클로르보스 등 여러 제품이 개발·실용화되었다. 메타미도포스와 디클로르보스는 중국산 냉동 교자에 혼입되는 사건으로 유독성이 알려졌다.

현재 화두가 된 제품은 이미다클로프리드, 아세타미프리드 등 일반적으로 네오니코티노이드 계열 살충제다. **신경독으로 분자 구조가 담배 성분인 니코틴과 닮아 이 이름이 붙여졌다.** 이것들은 신경전달물질 대신 신경세포의 수용체

[그림 6-5] 네오니코티노이드 계열 농약의 구조식

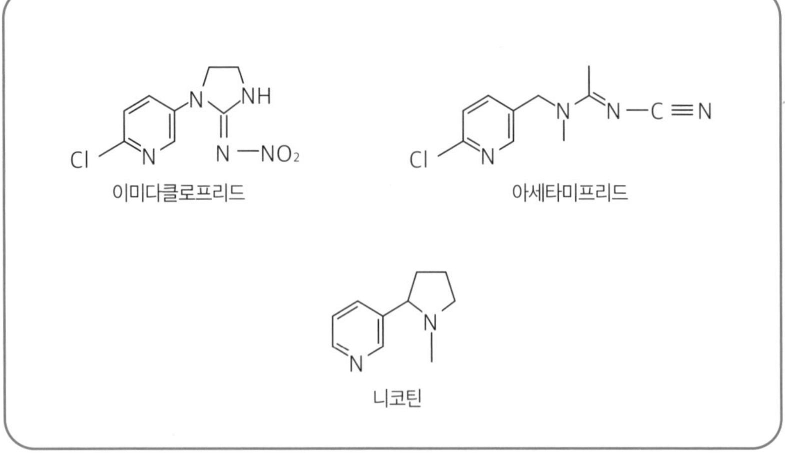

이미다클로프리드

아세타미프리드

니코틴

에 결합해 신경을 흥분시킨다.

네오니코티노이드 계열 살충제는 곤충에 우선 작용하며 인간에게는 작용하지 않는다. 그러나 최근 전 세계에서 **꿀벌의 개체 수가 감소하고 있으며 네오니코티노이드 계열 살충제가 꿀벌의 귀소 본능을 교란하는 원인일지도 모른다**며 지적을 받고 있다. 꿀벌은 꿀을 채취할 뿐만 아니라 비닐하우스 농업에서 식물을 수분시키는 데 필요한 주요 수단이기도 하다.

실제로 꿀벌의 개체 수가 감소하고 있지만, 원인은 아직 명확하지 않다. 정말로 네오니코티노이드 계열 살충제가 원인일지는 원인이 정확하게 규명되기를 기다려야 한다.

제 6 장 화학 물질의 독성과 약성

살균제: 기화 현상에 주의!

농약으로 쓰이는 살균제에는 여러 종류가 있는데, 강한 독성으로 유명한 화합물은 토양 살균제인 클로로피크린이다. 상온에서는 액체이지만, 휘발성이 강해 간단하게 기화해 기체로 변한다. 사용할 때는 특수한 도구로 땅속에 집어넣고 그 위에 까만 비닐 시트를 덮어 땅속에서 휘발시킨다.

클로로피크린은 제2차 세계대전 당시 포스겐과 함께 독가스로 사용되었을 정도로 독성이 강하며, 사고나 자살 사건에 많이 쓰이는 것으로도 유명하다.

과거 일본에서 클로로피크린으로 자살을 기도한 환자가 병원에 실려 왔는데, 환자의 구토물에서 기화한 클로로피크린이 병원의 공조 시설로 들어가 의료진과 환자들이 중독된 사건이 있었다. 환자를 이송한 구급 대원이 환자가 마신 농약병을 의사에게 보여주지 않는 바람에 의사가 올바르게 대처하지 못한 것이 원인이었다. 구급 대원과 응급실 의료진의 노고를 알 수 있는 사건이기도 했다.

[그림 6-6]   기화하기 쉬운 클로로피크린의 구조식

$$Cl_3C \longrightarrow NO_2$$
클로로피크린

제초제: 1년 동안 1000명이 넘게 사망하다

제초제는 말할 필요도 없이 작물의 생육을 방해하는 잡초를 뿌리 뽑는 데 쓰이는 약제다. 식물을 죽이므로 동물과 인간에게는 문제가 없을 거라고 생각했다면 큰 착각이다.

옛날부터 제초제로 유명한 물질은 2,4-D(2,4-디클로로페녹시아세트산)다. 베트남 전쟁에서 미군이 베트남의 정글을 제거하기 위해 펼친 고엽 작전에서 대량으로 살포되었다. 그로 인해 현지에서는 장애 아동이 수없이 태어났는데, 2,4-D에 포함된 불순물인 다이옥신 때문으로 추정된다. 이는 다이옥신의 독성이 주목받는 계기가 되었다.

독성이 강한 것으로 유명한 제초제는 그라목손이라는 상품명으로 익숙한 파라콰트다. 이 약품은 피부로 흡수되는데, 살포하기 위해 만들어둔 파라콰트 수용액이 든 대야에 엉덩방아를 찧었다가 사망한 사건도 있었다. 1985년에는 1년 동안 사건·사고를 포함해 일본 전국에서 1021명이 사망했다.

[그림 6-7] 독성이 강한 제초제의 구조식

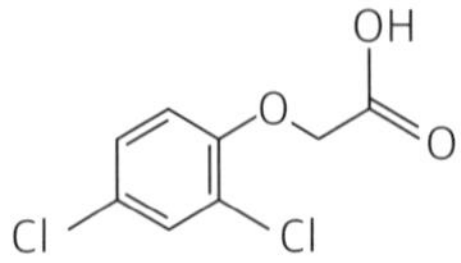

2,4-D

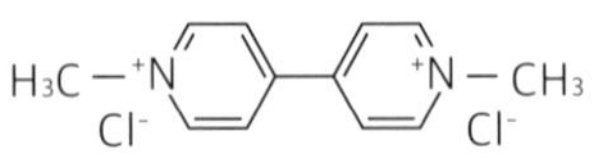

파라콰트

신형 제초제 라운드업은 모든 식물을 말라 죽게 하므로, 유전자 조작으로 라운드업에 내성이 있는 작물을 만들어 종자와 제초제를 세트로 판매하는 영업 전략을 펼치고 있다. 그러나 최근 라운드업에 내성이 있는 잡초가 나타나 문제가 되고 있다. 항생 물질에 대한 내성균이 출현했을 때와 마찬가지로 끝나지 않는 문제다.

파라콰트 연쇄 독살 사건

1985년 4월 30일부터 11월 17일까지 일본 각지에서 누군가가 자판기 근처나 입구에 농약이자 독극물인 파라콰트가 들어간 청량음료를 두는 사건이 발생했다. 아무것도 모른 채 누가 놓고 간 줄 알고 음료를 마신 사람들이 목숨을 잃은 것이다. 약 반년 동안 연관성이 의심되는 사건으로 최소 13명이 사망했다.

당시 감시 카메라도 적고 물적 증거도 거의 없었던 탓에 범인을 특정하지 못한 채 사건은 미궁에 빠졌다. 그래서 일련의 사건이 동일 인물의 범행인지도 여전히 확실치 않다.

왜 기체성 독을 사용할까?

화학무기의 독성

전쟁은 결국 사람들이 서로 죽고 죽이는 싸움이다. 칼을 맞댔던 과거의 살육전은 1:1의 싸움이었지만, 화약으로 쏘는 대포가 있으면 1:100의 양상으로 바뀐다. 그러나 더 효율적으로 사람을 죽이는 수단은 기체성 독이다.

기체성 독을 바람에 날리면 적 진지로 흘러들어 별다른 노력을 들이지 않고도 한 번에 수천, 수만의 병사를 죽일 수 있다. 그 때문에 주로 기체 혹은 휘발성이 높은 액체를 화학무기로 사용했다.

화학무기의 등장

인류 최초의 화학무기는 고대 그리스에서 등장했다. 유황을 태워 발생한 아황산가스(SO_2)가 눈과 코의 점막에 달라붙어 강산인 아황산(H_2SO_3)이 되면 눈을 뜰 수 없게 되고, 폐에 들어가면 폐부종을 일으켜 죽게 만든다.

현대의 화학무기로는 1915년 4월, 제1차 세계대전 중 독일군이 벨기에 이 프르에서 사용한 염소 가스(Cl_2)가 유명하다. 염소 가스의 사용으로 하루 만 에 연합군 병사 5000명이 사망했다고 한다. 덧붙이자면, 이후 연합군은 방 독 마스크로 대항했다. 염소 가스는 물과 만나면 강산인 염화수소(HCl)가 되어 아황산가스처럼 폐부종을 일으킨다.

염소 가스 사용을 지휘한 사람은 공기 중의 질소로 암모니아를 합성하는 하버-보슈법을 고안한 사람 중 한 명인 프리츠 하버(1868~1934)다. 하버는 암 모니아 합성으로 인류의 식량 문제에 크게 공헌한 한편 전쟁에도 영향을 준 셈이다.

1916년 2월, 마찬가지로 제1차 세계대전 중 프랑스군은 염소 가스보다 강

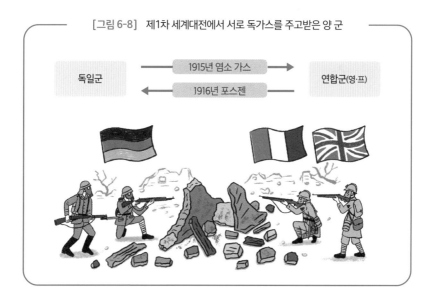

[그림 6-8] 제1차 세계대전에서 서로 독가스를 주고받은 양 군

독일군 ← 1915년 염소 가스 → 연합군(영·프)
← 1916년 포스겐

력한 포스겐(COCl₂)으로 독일군에게 보복했다. 포스겐 역시 폐부종을 일으키는 독극물이다. 포스겐은 제2차 세계대전에서 나치 독일이 아우슈비츠 수용소에서 대량 학살을 할 때도 사용한 것으로 유명하다.

그러나 **염소 가스와 포스겐은 화학 산업의 주요 원료**이기도 하다. 이 독가스들은 처음부터 화학무기로 개발된 것이 아니라, 공업 원료를 전쟁에 활용한 것이다.

1917년에 독일군이 벨기에령 이프르에 사용한 독가스가 유명하다. 지명의 이름을 따서 이페리트 가스라고도 하지만, 냄새가 겨자와 비슷해 겨자 가스로도 불렸다. 이페리트 가스는 피부에 염증과 물집을 만드는 미란성 독가스로, 피부에 달라붙기만 해도 환부가 문드러져 다른 질병에 감염되기 쉬워지는데다 치료에도 시간이 오래 소요된다.

그러나 뒤에서 다루겠지만, 겨자 가스가 암 치료의 새로운 길을 개척하리라고는 당시 아무도 예상 못하지 않았을까.

독은 약도 될 수 있다. 누가 어떻게 사용하느냐가 중요하다.

위험한 농약을 화학무기로 활용한 군 당국

최신 화학무기는 살충제 개발 도중 발견되어, 더 강하게 개발된 것이 대부분이다. 앞서 농약 부분에서도 설명했다시피, 위험한 염소 계열 살충제 대신 인(P)이 포함된 유기인 계열 살충제가 등장했다. 유기인 화합물은 신경전달계를 방해한다.

그러나 개발된 살충제 중에는 독성이 지나치게 강해서 인간에게도 위험

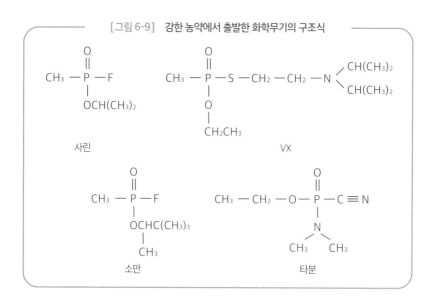

[그림 6-9] 강한 농약에서 출발한 화학무기의 구조식

사린

VX

소만

타분

한 탓에 농약으로 쓸 수 없는 종류도 있다. 군 당국은 이에 주목해 독성을 더더욱 높이는 연구를 진행했다. 그 결과 개발된 것이 사린, VX, 소만, 타분 등의 화학무기였다.

이러한 독극물은 모두 $P = O$ 결합(인과 산소의 이중 결합)이 있는 유기화합물이다.

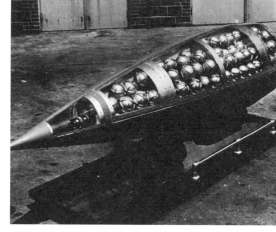

소형 폭탄에 사린을 충전한 미군의 집속탄

사린과 VX는 옴진리교가 일으킨 테러 사건으로 널리 알려졌다.

왜 헤이조쿄*는 80년 만에 사라졌을까?

일본 나라현의 청동 대불은 지금이야 초콜릿처럼 까맣지만, 만들어질 당시에는 금으로 도금해서 황금색으로 찬란하게 빛났다.

전기도금이 유일한 도금법은 아니다. 당시에는 아말감 기법을 사용했다. 수은에 금을 넣으면 금이 용해되어 액체 금속 형태의 금 아말감이라는 금과 수은의 합금이 된다.

이 금 아말감을 대불의 전신에 칠한 다음 대불 안쪽을 가열해 끓는점이 357℃인 수은을 증발시켜 제거한다. 그러면 표면에는 금만 남아 도금이 완성된다. 이 도금을 위해 금 9t(2020년 기준 약 6000억 원), 수은 50t이 사용되었다고 한다.

대불 건립에 사용된 대량의 수은이 헤이조쿄를 오염시켰다고?

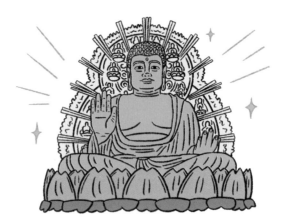

---

*   나라 시대(710~794) 당시 일본의 수도, 현재 나라현 나라시 · 야마토코리야마시에 해당한다.

문제는 증발한 수은이 어디로 갔느냐다. 독성이 강한 수은 증기가 나라 분지에 가득 찼을 것이다. 대기는 물론 땅과 지하수까지 모두 오염되어 헤이조쿄 전체가 수은으로 뒤덮였으리라.

당나라의 수도 장안을 본뜬 대도시 헤이조쿄가 고작 80년 만에 나가오카쿄(교토)로 천도한 이유는 수은 공해 때문이라는 설이 있다.

나라시에 있는 도다이지에서는 3월이 되면 니가쓰도 불당에서 '슈니에' 또는 '오미즈토리(물 긷기)'라는 행사가 열린다. 와카사국(현 후쿠이현)에서 퍼 올린 신선한 물이 니가쓰도 앞에 있는 와카사 우물까지 오길 기다렸다가 부처님께 공양하는 행사다. 이때 승려들의 행법을 일컫는 '닷탄(達陀)'은 옛날에는 '닷탄(脱丹)'이라고 불렸는데, 탄(丹)은 황산수은을 나타낸다. 즉, 이 행법은 도시를 수은 공해로부터 지킨다는 의미라는 설이 있다.

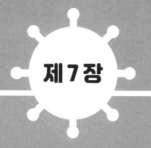

제 7 장

마약·각성제의
독성을 알아보자

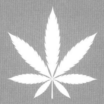

약물은 뇌의 신경세포에 어떤 영향을 미칠까?

내성과 금단 증상

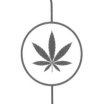

마약, 각성제, 대마, 디자이너 드러그⋯⋯. 유명한 연예인들이 하루가 멀다 하고 경찰에 검거되고 있다. 최근에는 중·고등학생에게까지 퍼지는 추세다.

마약, 각성제, 대마, 마리화나, 코카인, 디자이너 드러그⋯⋯, 이름과 종류는 달라도 복용한 사람에게 최종적으로 미치는 영향은 같다. 이 책에서는 이러한 물질을 한데 묶어 '약물'로 칭하려 한다. **약물은 뇌와 신경세포에 작용하는 화학 물질이며, 신경독의 일종**으로 볼 수 있다.

뇌와 신경세포에 작용하는 화학 물질은 셀 수 없이 많다. 우울증을 비롯한 질병 치료에 쓰이는 의약품인 항정신병제도 이에 해당한다. 그러나 여기서 살펴보려는 '약물'의 큰 특징은 내성과 금단 증상이다.

내성은 쾌락을 얻는 데 필요한 마약의 양이 점차 증가하는 성질이다. 그리고 **금단 증상은 마약을 끊을 때 겪는 괴로움으로, '이탈 증상'**이라고도 한다.

제 7 장 마약·각성제의 독성을 알아보자

"약물은 뇌와 신경세포에 작용하는 화학 물질이며 신경독의 일종"이라고 위에서 소개했다. 그리고 **뇌는 신경세포의 집합체**이므로 약물이 뇌에 크나큰 영향을 준다는 사실은 상상하기 어렵지 않다.

뇌를 구성하는 신경세포 수는 1000억~1500억 개라고 한다. 그중 대뇌에 약 140억 개, 소뇌에 1000억 개의 신경세포가 있다. 소뇌 쪽이 압도적으로 많은 이유는 **소뇌가 동물의 생명 활동에 직접 관여하기 때문**이다.

도파민은 뇌의 신경세포에 어떻게 작용할까?

정상일 때 뇌의 신경세포에 작용하는 주요 신경전달물질은 도파민이다. 도파민은 운동 조절, 호르몬 조절, 쾌락, 의욕, 학습 등에 관여하며 도파민 분

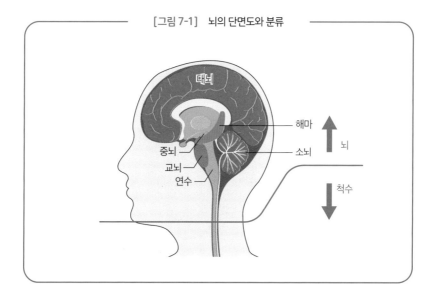

[그림 7-1] 뇌의 단면도와 분류

비에 이상이 생기면 파킨슨병에 걸린다. 그리고 **도파민은 약물의 영향을 크게 받는다**는 사실도 밝혀졌다.

도파민은 다음과 같이 뇌내 정보 전달에 관여한다.

① 감각 기관에서 전달된 정보 A가 축삭 말단에 도달하면 도파민이 시냅스 틈새에서 방출된다.

② 도파민이 다음 신경세포 가지돌기의 도파민 수용체에 결합한다.

③ 신경세포가 흥분하면서 만들어진 새로운 신호 B가 축삭 말단을 향해 신경세포 안으로 이동한다.

④ 수용체에 결합되었던 도파민이 수용체에서 분리되어 축삭 말단의 도파민 수송체를 통해 원래 축삭 말단으로 흡수된다. 그리고 다시 방출 신호가 올 때까지 저장된다.

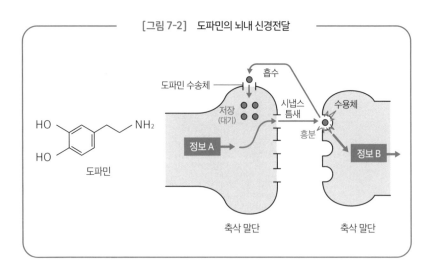

[그림 7-2] **도파민의 뇌내 신경전달**

도파민의 작용 과정은 위와 같다. 보통은 이로써 정보 전달이 끝난다. 뇌의 흥분 작용이 한 번 끝나면 평온한 상태로 돌아간다.

약물은 도파민을 방출시키고 비정상적인 흥분과 환각을 일으킨다

그러나 약물을 복용했을 때는 다르다. **약물은 직접 도파민 수송체를 통해 축삭 말단으로 들어가기 때문**이다. 그리고 축삭 말단에 저장되어 있던 도파민을 강제로 시냅스로 방출한다.

그렇게 되면 무슨 일이 벌어질까. 도파민 수용체에 결합하는 도파민의 양이 증가하면서 ③의 신호 B가 필요 이상으로 강해진다. 그로 인해 뇌는 비정상적으로 강하게 흥분한다. 이것이 약물을 복용했을 때 뇌의 상태다.

그뿐만이 아니다. 도파민의 방출량이 증가하면 수용체가 포화하면서 수

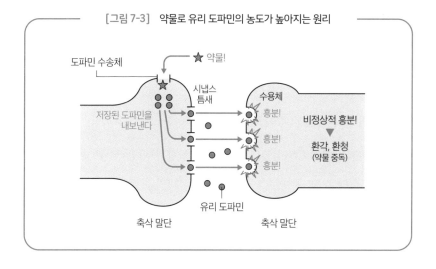

[그림 7-3] 약물로 유리 도파민의 농도가 높아지는 원리

용체에 결합하지 못한 도파민, 즉 유리(遊離)된 도파민이 생긴다.

유리된 도파민의 농도가 높아지면 기분이 고양되고, 조현병의 특징인 긴장·흥분·공격성이 나타난다. 상태가 심해지면 환각·환청·정신 혼란 등 약물 중독 특유의 증상까지 나타난다.

이처럼 도파민 대량 방출로 인한 뇌의 비정상적인 흥분은 약물을 복용할 때마다 반복된다. 결과적으로 도파민 수송체가 감소한다. 약물 의존증의 근본적인 원인은 도파민 수송체가 감소하기 때문이다.

내성과 금단 증상의 반복

일반적으로 약물을 복용했을 때 나타나는 피해는 여러 가지가 있는데, 다음과 같이 크게 세 가지로 구별할 수 있다.

① 복용 시 수 시간 이내에 증상이 나타난다.

② 복용한 약물의 총량이 역치를 초과했을 때 증상이 나타난다.

③ 내성이 생겨 횟수에 따라 복용량이 증가하며, 복용을 중단하면 금단 증상이 나타난다.

약물 상습 복용자 특유의 증상은 ③이다. 약물을 복용했다고 끝이 아니다. 제일 처음에는 피로가 사라지고 다행감(Euphoria, 어떠한 상황이나 자극에 대해 과다하게 느끼는 행복감)을 느끼며 미래를 향한 희망이 샘솟는다. 그러나 다행감은 환영에 불과하며, 약물의 효과가 사라지면 다행감도 사라진다.

잃어버린 다행감을 보충하기 위해 다시 약에 손을 댄다. 이 과정을 반복하는 사이에 다행감을 느끼는 데 필요한 약물의 양이 늘어간다(내성).

그 사이에 죄악감 혹은 경제적 이유로 약을 못 먹게 되면 격렬한 이탈 증상(금단 증상)이 나타나면서 약을 끊을 수 없게 된다. 이 과정이 반복되면서 최악의 상태로 치닫는 것이 마약의 폐해다.

마약의 독성은?

행복감과 파멸

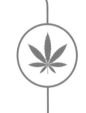

뇌에 내성과 금단 증상을 동반하는 부작용을 일으키는 물질은 크게 마약과 각성제, 두 종류로 나뉜다. 그러나 두 물질을 반드시 화학적으로 구별하지는 않기 때문에 그 경계가 명확하다고 하기는 어렵다.

일반적으로 둘을 구별하지 않고 합쳐서 '약물'로 부르는 편이 실정에 맞는다고 생각하지만, 여기서는 마약류와 각성제로 구별해 소개하고자 한다.

마약과 각성제의 차이는?

마약류는 복용했을 때 황홀한 상태에 빠지며 꿈과 현실을 구별할 수 없게 만드는 물질이다.

반면 **각성제는 마약과 반대로 머릿속이 맑아지고 피로를 잊게 될 뿐만 아니라, 공포마저 느낄 수 없도록 하는 물질**이다. 그래서 적어도 제2차 세계대전 이후 얼마간은 여러 나라에서 전쟁터로 향하는 병사들에게 각성제를 지급했다.

마약류와 각성제의 차이는 위와 같지만, 일본에서는 아편은 「아편법」, 대마는 「대마 단속법」, 향정신성 의약품과 LSD는 「마약 및 향정신성 의약품 단속법」, 암페타민과 메스암페타민은 「각성제 단속법」에서 지정해 단속하는 등 묘하게 관련 법률이 나뉘어 있다.*

따라서 책에서는 다음과 같이 구별하기로 한다.

① 아편은 마약으로 분류한다.

② 암페타민, 메스암페타민은 각성제로 분류한다.

③ 대마, 디자이너 드러그 등은 '그 외'로 분류한다.

아편에서 탄생한 '악마의 여왕, 헤로인'

아편은 예로부터 널리 알려진 약물이다. 기원전 3400년경 메소포타미아에서는 이미 아편의 원료인 양귀비를 재배했다. 기원전 1500년경 이집트의 파피루스 문서에는 아편이 진통제로 사용되었다는 기록이 있다.

---

* 한국에서는 「마약류 관리에 관한 법률」에 따라 마약ㆍ향정신성의약품ㆍ대마와 원료물질을 취급ㆍ관리하며, 이 책에서 다루는 아편, 양귀비, 헤로인, 모르핀, 코데인, 코카인, 암페타민, 메스암페타민, 대마, LSD, MDMA(엑스터시) 모두 마약류관리법의 단속 대상이다. 단, 대마초의 종자, 뿌리, 성숙한 줄기는 단속 대상에서 제외한다.
  1) 마약: 아편, 양귀비, 모르핀, 코데인, 헤로인, 코카인 등
  2) 향정신성의약품: 인간의 중추신경에 작용하여 오용 또는 남용할 경우 인체에 현저한 위해가 있다고 인정되는 물질로, 약리학적 작용에 따라 각성제, 환각제, 수면제, 진정제로 나눔.
  2-1) 환각제: LSD
  2-2) 각성제: 암페타민, 메스암페타민(필로폰), MDMA(엑스터시)
  2-3) 수면제
  2-4) 진정제
  3) 대마

아편이 중국에 들어온 시기는 6세기경으로, 당시에는 오로지 마취제와 진통제 등으로만 쓰였으나 아편의 마약 효과가 전국에 알려지면서 폐해가 나타나기 시작했다. 청나라와 국교를 맺은 영국은 중국에서 비단과 홍차 등 여러 품목을 수입하는 대가로 식민지였던 인도에서 재배한 아편을 공급하려 했다.

중국이 이에 반발해 일으킨 것이 아편 전쟁(1840~1842)이다. 그러나 전쟁의 승패와 정의는 무관했다. 전쟁에서 진 중국은 온 나라가 피폐해졌고, 여기저기에서 내란이 벌어지는 등 우여곡절을 겪으면서 지금에 이르렀다. 마약이 나라를 위태롭게 만든 대표적인 사례다.

아편은 마약과 각성제의 원점이라 할 수 있는 물질로, 양귀비의 열매에서 채취한다. 양귀비는 관상용 개양귀비와 마찬가지로 아름다운 꽃을 피우고, 꽃이 지면 커다란 열매가 달린다.

덜 익은 양귀비 열매에 상처를 내 흘러나오는 수액을 농축 건조해 굳히면 다갈색 수지 상태의 물질이 만들어진다. 이를 생아편이라고 한다.

생아편에는 불순물이 다량 함유되어 있는데, 물에 끓여 중요 성분만 물에 녹인 다음 다시 농축 건조하면 아편이 된다. 아편의 화학 성분인 오피오이드는 각종 성분의 혼합물로, 주성분은 모르핀·코데인·테바인이다.

모르핀에 아세트산 무수물을 처리하면 헤로인이 된다. 헤로인은 마약 효과가 상당히 강해서 마약의 여왕으로 불린다.

헤로인은 모르핀보다 진통 효과가 몇 배나 더 큰 물질이기도 하다. 그러나 모르핀은 진통제로 사용해도 습관성이 없지만, 헤로인은 습관성 때문에 진

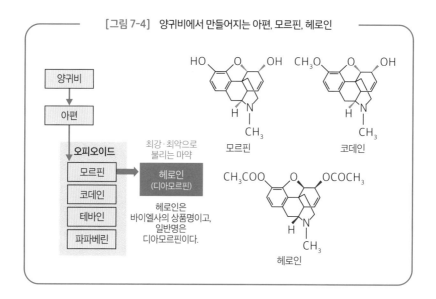

[그림 7-4] 양귀비에서 만들어지는 아편, 모르핀, 헤로인

양귀비

아편

오피오이드

모르핀

코데인

테바인

파파베린

최강·최악으로
불리는 마약

헤로인
(디아모르핀)

헤로인은
바이엘사의 상품명이고,
일반명은
디아모르핀이다.

모르핀

코데인

헤로인

통제로 사용할 수 없다. 사람을 폐인으로 만들 정도이니 그야말로 '악마의 여왕'이라 불릴 만하다.

담배를 피우듯 아편에 불을 붙여 연기를 피우고 냄새를 맡거나 빨아들이면 일시적으로 행복감이 찾아온다. 그러나 횟수를 거듭할수록 제일 처음 느꼈던 행복감을 얻는 데 필요한 양이 점점 많아지다가, 이윽고 아편 없이는 정상적인 판단을 내릴 수 없게 된다. 그리고 동시에 간을 비롯한 내장이 손상된다.

그러나 아편을 끊으려 하면 격렬한 금단 증상이 찾아와 자력으로 끊기 어려우므로 점점 마약에 빠지다가 폐인이 되고 만다.

각성제와 유사한 코카인

코카인은 코카나무에 함유된 알칼로이드로, 중추신경에 작용해 기분을 좋게 만든다. 국소마취제로 쓰이기도 한다.

코카인을 복용하면 쾌감과 함께 일시적으로 상쾌한 기분이 든다. 이러한 작용은 각성제(암페타민류)와 유사하다. 코카인은 의존증이 상당히 강한 부류에 속하는데, 주로 정신적 의존증이 강하고 신체적 의존은 약한 편이다.

한편 담배로 빨아들이도록 만든 코카인 덩어리는 크랙 코카인이라고 부른다.

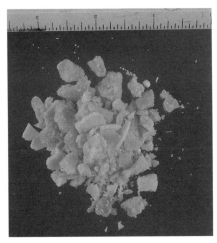

잘 깨지는 플라스틱처럼 생긴 크랙 코카인

각성제의 독성은?

각성은 착각

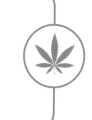

각성제의 초기 효과는 마약과 정반대다. 각성제를 복용하면 잠기운이 없어지고 머릿속이 또렷해지는 느낌과 함께 일이 잘 풀리는 듯한 기분이 든다. 그야말로 각성제라는 이름에 어울리는 효과다.

그러나 이는 착각에 지나지 않는다. 실제로는 마약을 복용했을 때 정신이 몽롱해지는 효과와 별 차이가 없는데다 마약처럼 내성과 의존성도 있다. 그래서 각성제를 복용한 사람도 성격 장애를 일으킨 끝에 폐인이 된다.

일본인이 개발한 각성제

각성제의 주성분은 메스암페타민과 암페타민이다.

각성제를 개발한 사람은 일본인이다. 메이지 시대 일본 약학계의 아버지로도 불리는 나가이 나가요시(1845~1929)는 한약에 들어가는 식물인 마황

[그림 7-5] 에페드린에서 개발된 각성제

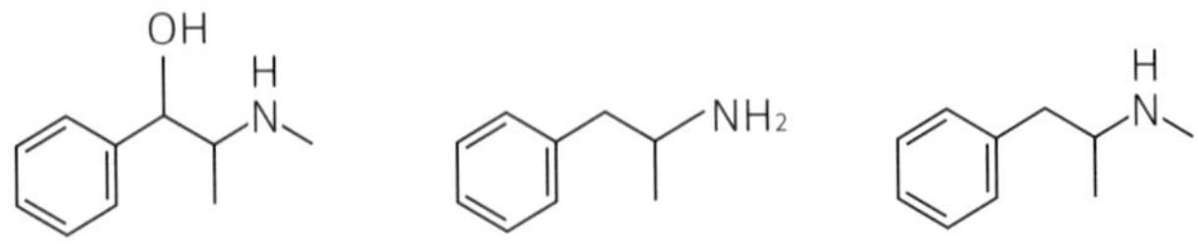

에페드린   암페타민   메스암페타민

을 독일에서 연구했고, 1885년에 에페드린이라는 물질을 분리했다. 천식에 효과가 있는 에페드린을 화학적으로 합성하려는 실험 도중 1893년에 만들어진 물질이 메스암페타민이었다. 그리고 1887년에는 루마니아의 화학자 에델레아누가 메스암페타민과 유사한 암페타민 합성에 성공했다.

임상시험을 통해 메스암페타민과 암페타민에 수면제의 반대 효과, 즉 잠기운을 쫓고 의식을 각성시키는 (듯이 느끼게 만드는) 효과가 있다는 사실이 밝혀졌다.

또 한 가지, 각성제는 복용한 사람의 기운을 북돋고 공포심을 잊게 만든다. 병사들이 중요하게 쓸 수 있는 물질이었기에 군에서는 전선으로 향하는 병사들에게 각성제를 투여했다. 이는 일본에서만 일어난 일이 아니었다. 제2차 세계대전에서 일본과 함께 추축국의 일원이었던 독일과 이탈리아에서도 같은 일이 벌어졌다.

그리고 제2차 세계대전이 끝나고 20년 후인 베트남 전쟁(1960~1975) 당시에는 미군도 병사들에게 각성제를 투여했다고 한다.

메스암페타민은 1943년에 구 대일본 제약(현 대일본 스미토모 제약)에서 히로뽕 혹은 필로폰이라는 이름으로 시판되었다. '히로뽕'은 "'피로'가 '뽕' 사라진다"* 해 붙은 이름이라는 설이 있지만, 실제로는 '노동을 사랑하다'라는 뜻의 그리스어 '필로포노스'에서 따온 이름이다.

당시 필로폰에는 지금의 각성제처럼 부정적인 이미지가 없어서 수많은 노동자, 경영인, 수험생 등 여러 직종의 사람들이 사용했다.

그러나 그 결과는 뻔했다. 얼마 되지 않아 피로가 쌓이고 금단 증상이 나타나고 간을 비롯한 내장이 손상되는 등 수많은 피해자가 나왔다. 일본에서만 50만 명에 이르는 중독자가 발생했다.

'식품 + 의약품'으로 과잉 섭취할 위험성이 있는 카페인

카페인은 커피, 녹차, 우롱차, 홍차, 코코아, 콜라, 초콜릿 등 다양한 음식에 들어 있다. 세계에서 가장 널리 쓰이는 정신자극제라고 해도 좋을 정도다.

카페인은 종합감기약과 진통제 같은 의약품에도 들어간다. 일시적으로 두통을 멈추지만, 상시 복용하면 두통을 일으킬 수도 있다. 카페인의 뇌혈관 수축 작용 때문에 두통이 멎지만, 시간이 지나 혈관 수축 작용이 사라지면 반동으로 혈관이 확장되면서 두통이 생긴다.

카페인은 식품 외에 의약품에도 함유되어 있어, 음식 섭취와 약물 복용이 더해지면 과잉이 될 수 있으므로 주의가 필요하다. 약물로 인한 불면증

---

*   피로는 일본어로 '히로'라고 읽는다.

의 원인으로 가장 큰 비중을 차지하는 것이 카페인이다.

카페인의 반수치사량(LD_{50})은 약 200mg/kg로, 일반적인 성인(60kg 기준)은 10~12g 이상 섭취하면 위험하다고 한다. 커피 한 잔에는 약 60mg, 홍차한 잔에는 약 30mg의 카페인이 들어 있다.

커피를 지나치게 많이 마시면 카페인 중독을 일으키며, 극히 드물게 사망하는 사례도 보고된 바 있다.

대마, LSD, 디자이너 드러그

마약을 뛰어넘는 위험성

관계 당국의 단속에도 불구하고 약물은 여전히 만연해 있다. 사회적인 문제가 되는 약물은 대마나 디자이너 드러그 또는 LSD와 엑스터시 등으로 불리는 합성 화학 물질이다.

대마도 마약과 다름없다

대마는 삼이라고도 하며 식물 섬유의 원료로 옛날부터 재배해온 중요 재배 작물이다. 일본 이세 신궁의 부적을 대마라고 부르는 것만 봐도 대마의 중요성을 엿볼 수 있다.

그러나 대마를 재배하는 밭에 들어가면 '대마에 취하는' 특이한 상태에 빠진다는 말이 있다. 여기서도 알 수 있다시피 대마에는 인간의 뇌와 신경에 작용하는 성분이 들어 있다.

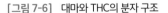

[그림 7-6] 대마와 THC의 분자 구조

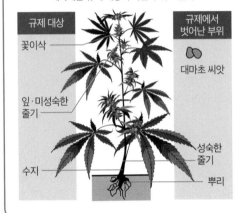

대마에는 규제 대상이 아닌 부위도 있다*

규제 대상	규제에서 벗어난 부위
꽃이삭	대마초 씨앗
잎·미성숙한 줄기	
수지	성숙한 줄기
	뿌리

대마의 잎과 꽃잎을 건조하거나 수지화·액체화한 물질을 **마리화나**라고 한다. 마리화나의 주성분은 THC(테트라하이드로칸나비놀)이다.

대마에는 각성 작용이 있어서 섭취하면 정신적으로 고양된 상태가 된다. 대마는 담배보다 악영향이 적고 예로부터 의약품으로 이용되어 왔으며, 나라에 따라서는 대마 섭취를 인정하기도 하는 등 문제가 복잡하게 얽혀 있다.

---

* '대마'란 다음 각 항목의 어느 하나에 해당하는 것을 말한다. 다만, 대마초의 종자, 뿌리, 성숙한 대마초의 줄기와 그 제품은 제외한다.
  가. 대마초와 그 수지.
  나. 대마초 또는 그 수지를 원료로 하여 제조된 모든 제품.
  다. 가목 또는 나목에 규정된 것과 동일한 화학적 합성품으로서 대통령령으로 정하는 것.
  라. 가목부터 다목까지에 규정된 것을 함유하는 혼합물질 또는 혼합제제.
  -출처: 「마약류 관리에 관한 법률」

제 7 장 마약·각성제의 독성을 알아보자

그러나 의존성 때문에 빠져나올 수 없어 육체와 정신을 병들게 한다는 사실만큼은 분명하다. 마약이나 각성제와 마찬가지로 대마를 섭취한 뒤에는 부작용이 기다리고 있다. 그리고 대마를 계기로 각성제와 마약에 빠질 확률도 매우 높다. 절대 대마에 손대지 않겠다는 강한 의지가 중요하다.

환각을 일으키는 LSD

LSD는 리서직산 디에틸아마이드(Lysergic acid diethylamide)의 독일식 명칭(Lysergsäurediethylamid)의 약자를 딴 용어다. LSD는 환각을 일으킨다고 알려진 맥각균의 연구에서 탄생했다.

맥각균은 맥류에 붙어 자라는 균으로, 맥각균에 감염된 보리를 먹으면 환각 증상을 일으킬 뿐만 아니라, 몸 여기저기에 물집이 생기고 혈관이 수축해 손발이 불타는 듯한 통증을 느낀다고 한다. 중세 유럽 사람들은 성 안토니우스가 신에게 등 돌리고 신앙을 버리도록 협박당했을 때의 고문에 빗대어 이 병을 '성 안토니우스의 업화'라고 부르며 두려워했다. 그리고 마녀 재판으로 유명한 마녀가 사실 맥각균에 중독된 여성이었을지도 모른다는 설이 있다.

LSD는 맥각균이 뿜는 독소인 맥각 알칼로이드를 화학적으로 합성하려는 연구 도중, 1983년에 우연히 합성된 물질이다.

LSD의 특징은 환각이다. LSD를 복용하면 보이는 경치의 윤곽이 무너져 **빨강, 파랑, 노랑, 초록 등 원색이 시야를 뒤덮고 여태 본 적 없는 몽환적인 풍경이 나타난다**고 한다.

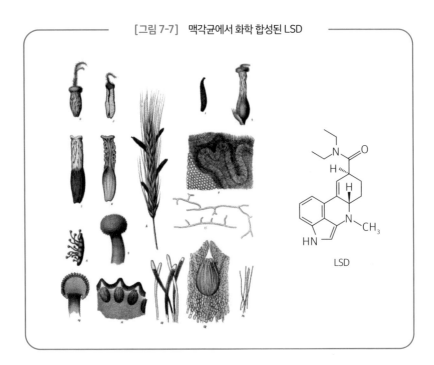

[그림 7-7] 맥각균에서 화학 합성된 LSD

LSD

이러한 풍경은 대공황으로 피폐해진 경제 상황 속에 희망을 잃어버린 젊은이들과 그 반동으로 세계 평화 운동에 몸을 던진 젊은이들의 마음을 사로잡았다. 당시 이런 젊은이들을 '히피'라고 부르기도 했다.

그러나 연구가 진행되면서 LSD의 위험성도 밝혀졌다. LSD에도 다른 마약, 각성제와 마찬가지로 내성과 의존성이 있었다.

MDMA, 엑스터시

MDMA(메틸렌디옥시메스암페타민)는 암페타민과 분자 구조가 유사한 화합물이다. '사랑의 묘약'으로도 불리며, 공감각*을 일으켜 환각제로 분류되었다. 외상 후 스트레스 장애(PTSD) 치료에 효과가 있다는 설도 있으나, 대부분의 국가에서는 의료용으로 허가되지 않고 연구용으로만 예외적으로 인정될 뿐이다.

흔히 '엑스터시' 혹은 '몰리'라고도 하는데, 엑스터시라는 이름으로 길거리에서 파는 약물은 순도가 제각각인데다 때로는 MDMA가 전혀 들어 있지 않은 약물도 있다. 어떤 물질이 얼마나 들어 있는지 확실하지 않아 과잉으로 섭취할 위험성이 크다.

개중에는 쉬지 않고 춤을 추다가 고열과 탈수로 사망하거나, 반대로 이런 증상을 해결하기 위해 물을 지나치게 섭취하다가 저소듐혈증으로 사망하는 사례도 있다.

디자이너 드러그는 왜 각성제보다 무서울까?

모든 마약은 구조식이 밝혀진 화학 물질이다. 화학 합성법이 확립되면서 숙련된 화학자라면 이 분자들을 합성할 수 있을 뿐만 아니라 분자 구조 일부를 간단히 바꿀 수도 있다.

단속 당국이 분자 A를 각성제로 지정했다고 가정해보자. 그러면 분자 A의 극히 일부를 화학적으로 바꾼 분자 A'는 단속 대상에서 벗어날까? 이 분자 A' 같은 물질을 디자이너 드러그(Designer Drug)라고 한다.

---

*　소리가 보이거나 색이 들리는 등 한 감각이 다른 감각과 공유되는 정신적 현상.

화학 물질은 구조가 조금이라도 바뀌면 다른 물질이 된다. 예를 들어, 에탄올(CH_3CH_2OH)과 메탄올(CH_3OH)의 분자 구조는 상당히 유사하다. 그러나 에탄올을 마시면 취해서 기분이 좋아질 뿐이지만, 메탄올을 마시면 죽음에 이른다.

디자이너 드러그 A도 마찬가지다. A와 비슷해서 마취 작용 또는 각성 작용이 있을지도 모르지만, 반대로 A보다 훨씬 무시무시한 독성이 있을지도 모른다. 이러한 약제를 비밀리에 만들어낸 조직이 수년에 걸쳐 임상시험을 하며 약제의 위험성을 검증했을 리가 없다.

디자이너 드러그를 사서 복용한 사람은 자신이 각성제를 산 적이 없다고 주장할지도 모르지만, 자신도 모르게 실험동물이 되었다고 생각하면 무시무시한 일이다.

게다가 디자이너 드러그를 복용하고 차를 몰면 사고를 일으킬 위험성도 커진다. 디자이너 드러그는 자신뿐만 아니라 다른 사람까지 위험에 빠뜨린다.

시너로 놀다가 목숨을 잃을 수도 있다

시너는 '얇다'라는 뜻의 영어 'thin', 'thinner'가 어원이며 일본에서는 '용제'라고도 부른다. 페인트나 니스* 등의 도료를 희석하는 데 쓰이는 유기 용제다.

시너는 순수한 화학 물질이 아니라 여러 성분이 혼합된 혼합물이며 제조

---

* 　목제 보호용 마감재 바니시의 속칭.

사에 따라 성분이 다르다. 한때 시너에는 톨루엔과 자일렌처럼 벤젠 고리가 있는 방향족 화합물 혹은 아세트산에틸이 들어 있었다.

그런데 1960년대에 일본 청소년들 사이에서 시너 놀이가 유행했다. 시너를 바른 비닐봉지를 머리에 뒤집어쓰고 시너 증기를 마시는 놀이였다. 시너 증기를 마시면 마약이나 각성제를 먹었을 때와 같은 상태가 된다.

그 결과, 급성 증상으로 호흡 중추가 마비되어 목숨을 잃는 사고가 일어났다. 그리고 의존증을 일으키는 성분 때문에 시너로 놀다가 마약에 중독되었을 때처럼 신경과 정신이 손상된 사람도 나타났다.

이러한 사건 사고로 톨루엔, 자일렌, 아세트산에틸 등의 성분이 가정용 시너에서 빠졌다.

그리고 최근 일본에서는 시바가스(Sivagus)라는 이름으로 판매되는 아산화질소(N_2O)를 마시면 마약 중독과 유사한 증상이 나타난다는 사실이 밝혀지면서, 2016년 「의약품·의료기기법」에 따라 제조·판매·소지·사용이 금지되었다.

현대는 이곳저곳에서 유혹이 기다리는 시대다. 한때의 흥미로 평생 후회하지 않도록 강한 의지를 잃지 않는 것이 무엇보다 중요하다.

마녀와 르네상스

마녀 전설의 진실이 219쪽에서 소개한 대로라면, 이는 비극이라고밖에 할 수 없다. 심지어 마녀재판이 가장 많이 열렸던 시기는 교황 알렉산데르 6세*가 집권했을 때였으니 경악을 금치 못할 일이다.

그뿐만이 아니다. 알렉산데르 6세를 바티칸 중흥의 시조로 떠받드는 시선도 있다니 경악할 만하다. 교황의 딸 루크레치아는 르네상스 시대의 으뜸가는 미녀였으며 아들 체사레는 야심이 넘치는 정치가로, 그 마키아벨리가 "당대 최고의 정치가"라고 예찬했을 정도였다. 두 사람이 미인계로 로마의 자산가를 꾀어냈다니 무

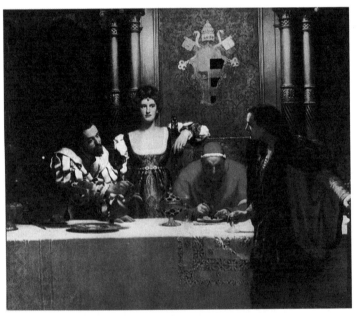

왼쪽부터 체사레, 루크레치아, 알렉산데르 6세

슨 말이 더 필요할까.

지성과 교양의 극치로 칭송받던 르네상스였지만, 밑바닥에는 이러한 흐름이 존재했다. 어쩌면 인류 역사의 밑바닥에 독의 역사가 흐르는 건 당연한 일이었을까?

★　교황 알렉산데르 6세: 온갖 악행과 부정부패 때문에 역사상 가장 타락한 교황으로 손꼽히는 한편 정치적 수완이 뛰어나 탁월한 정치가이자 외교가라는 평도 받는 복합적인 인물.

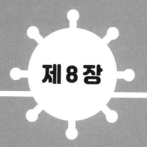

제 8 장

천연물에서 탄생한
의약품

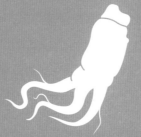

천연물을 이용한 한약

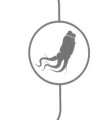

중국 4000년의 지혜

몸에 부담이 없다는 이미지는 옳지 않다

천연 의약품이라면 가장 먼저 머릿속에 떠오르는 것은 한약이 아닐까.

한약은 고대 중국 전설 속의 제왕, 신농이 남긴 『신농본초경』을 시초로 민족에게 오랫동안 전해 내려온 의약학 지혜의 집대성이라 할 수 있는 약의 총칭이다. 한약에 중국 사천 년의 지혜가 결집되어 있다고 해도 과언이 아니다.

한약은 동물, 식물, 광물 등 가지각색의 원료로 만들어진다. 소량의 독은 약으로 쓰이지만, 양이 많으면 목숨을 앗아간다. 한약은 몸에 부담이 없다는 이미지가 있지만, 꼭 그렇지만도 않다. 약효가 강해 잘못 사용하면 부작용으로 목숨을 위협하는 약재도 있기 때문이다. 가령 강심제로 쓰이는 투구꽃을 대량 섭취하면 목숨을 잃는다.

제 8 장 천연물에서 탄생한 의약품

한약 중에는 현재 일반 의약품으로 시판 중인 약재도 있다. 한약이라면 차를 마시듯 건조한 식물을 뜨거운 물에 달여 마시는 이미지가 있는데, 일 반적으로 시판되는 약재는 그런 형태가 아니다. 공장에서 만든 추출액을 정제·농축해 환약이나 가루약으로 가공하는 경우가 많다.

한약의 원료별 분류

식물이 원료인 대표적인 한약을 표로 정리했다. 대부분 독극물 혹은 마약 류의 효과가 있다.

[그림 8-1] 식물이 원료인 한약

식물·생약	성분	약리작용
스코폴리아근(낭탕근), 벨라돈나근	아트로핀	부교감신경 차단
	스코플라빈	부교감신경 차단
황련, 황백	베르베린	건위*, 정장**
차, 카카오, 커피	카페인	중추신경 흥분, 이뇨
녹나무	d-캠퍼	국소 자극, 강심
코카나무	코카인	국소마취
아편	코데인	진통, 기침 억제
	모르핀	진통
	노스카핀	기침 억제

(계속)

*   健胃: 위를 튼튼하게 함.
**   整腸: 장을 깨끗하게 함.

식물·생약	성분	약리작용
아편	파파베린	경련 진정
콜치쿰	콜히친	통풍 치료
디기탈리스	디곡신	강심, 맥박 정상화
	디기톡신	강심, 맥박 정상화
마황	에페드린	교감신경 흥분
맥각균	에르고메트린	자궁 수축, 지혈
	에르고타민	진통, 자궁 수축
해인초	카이닌산	회충 구제
암미 열매	켈린	관상동맥 확장
박하	멘톨	소염
칼라바르 콩	파이소스티그민	항콜린에스터레이스
야보란디	필로카르핀	부교감신경 흥분
기나나무	퀴니딘	항부정맥
	퀴닌	항말라리아
산토닌쑥	산토닌	회충 구제
스트로판투스	G-스트로판틴	강심, 맥박 정상화
타임	티몰	외적 살균
스트리크노스 톡시페라	투보쿠라린	골격근 이완

동물성 한약도 종류가 많다. 일본에서는 곰의 위가 유명하다. 그 일부를 표로 알아보자.

[그림 8-2] 동물이 원료인 한약

한약	사용 부위	해설
우황	결석	소의 쓸개주머니에 생긴 결석. 주요 성분은 담즙산이다. 강심, 해열, 진정 작용이 있다.
웅담	담즙	큰곰의 담즙을 건조한 것. 이담(利膽, 담즙 분비와 배설 촉진), 경련 진정, 해열 작용이 있다. 주요 성분은 담즙산이다. 예로부터 민간약으로 쓰였다.
아교	아교풀	당나귀의 가죽, 뼈, 힘줄, 인대 등을 물에 끓여 추출한 다음 지방을 제거하고 농축 건조한 것. 성분은 단백질 또는 아미노산과 콜라젠의 혼합물이다. 보혈(補血)과 지혈 작용이 있다.
녹용	어린 뿔	수사슴의 어린 뿔. 뿔은 빠르면 약 70일 만에 20~30cm까지 자란다. 뿔 끝부분을 고급품으로, 각질화가 진행된 뿌리 부분을 하급품으로 친다. 성분은 콜라젠을 비롯한 단백질이다. 자양강장 작용이 있다.
별갑	등딱지	자라의 등딱지를 건조한 것으로, 주성분은 동물성 아교다. 해결·강장 작용이 있다.
해마	전체	해마를 건조한 것. 노인, 허약자의 정력 감퇴와 정신 쇠약에 효과가 있는 강장제이자 복통을 치료하는 진정제이며 임산부의 난산에도 효과가 있다.
전갈	전체	전갈을 건조한 것. 경련을 진정시키는 효과가 있어 어린이가 경기를 일으킬 때나 파상풍에도 진정제로 쓰이며 관절통, 두통에도 효과가 있다.

마지막으로 광물이 원료인 한약도 표로 정리했다. 조개껍데기와 동물의 뼈 화석도 '광물'에 포함된다.

[그림 8-3] 광물이 원료인 한약

한약	사용 부위	해설
모려	껍데기	굴 껍데기로, 주성분은 탄산칼슘이다. 진정, 이뇨, 제산 작용이 있다.
용골	대형 포유류의 화석화된 뼈	사슴, 코끼리, 소 등의 포유동물의 화석화된 뼈로, 주성분은 탄산칼슘이다. 중추신경 억제 작용이 있어, 모려와 함께 불안 신경증과 불면증에 쓰인다.
활석	광물	주성분은 규산알루미늄 수화물과 이산화규소다. 이뇨 작용이 있다. 광물학에서 말하는 활석(Talc)은 주로 규산마그네슘으로 구성된 별개의 광물이다.
석고	광물	황산칼슘 이수화물로, 화학식은 $CaSO_4 \cdot 2H_2O$이다. 해열, 진정 작용이 있다.

38

질병을 치료하는 항생 물질

내성균과의 전쟁

항생 물질이란 미생물이 분비하는 물질로, 다른 미생물의 생장과 생존을 방해한다.

경이로운 효과를 지닌 항생 물질의 발견

대표적인 항생 물질은 1928년에 발견된 페니실린이다. 페니실린은 제2차 세계대전 말 폐렴으로 괴로워하던 처칠의 목숨을 구한 일화로 유명하지만, 안타깝게도 이 일화는 도시 전설이나 다름없다. 처칠의 폐렴을 치료하는 데 쓰인 약품은 페니실린이 아니라 제9장 44에서 알아볼 합성 의약품인 설파제다.

각설하고, 페니실린이 각종 세균성 질환에 경이로운 치료 효과를 보인다는 점은 틀림없는 사실이다. 페니실린의 발견을 계기로 이후 여러 세균과 항

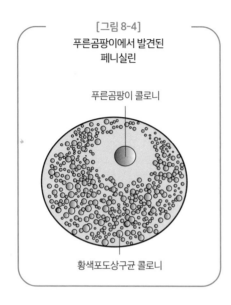

[그림 8-4]
푸른곰팡이에서 발견된
페니실린

푸른곰팡이 콜로니

황색포도상구균 콜로니

생 물질을 찾아내려는 노력이 이어지면서 스트렙 토마이신, 카나마이신 등 수많은 항생 물질이 발견되었다.

이러한 노력은 지금도 이어지고 있는데, 2015년 노벨 의학·생리학상을 수상한 오무라와 캠벨 두 사람은 기생충을 죽이는 효과가 강한 아버멕틴이라는 항생 물질을 발견했다. 아버멕틴을 화학적으로 조정해 효과를 높인 의약품이 이버멕틴이다. 이버멕틴 덕에 아프리카의 풍토병이기도 한 기생충으로 인한 실명이 격감했다.

내성균의 출현

페니실린을 시작으로 항생 물질은 경이로운 치유력을 보였으나 한 가지 문제가 발생했다. 바로 항생 물질로 박멸되었던 균에 항생 물질이 더는 듣지 않게 된 것이다. **균이 항생 물질에 대한 저항력을 획득**했기 때문이다. 이러한 균을 내성균이라고 한다.

내성균을 박멸하려면 다른 항생 물질을 사용해야 한다. 그러나 새로운 항생 물질을 찾는 건 굉장히 어려운 일인데다, 그 사이에 균이 그 새로운 항생 물질에 저항력을 획득하기도 한다.

새로운 항생 물질을 아무리 많이 발견해도 충분하지 않다. 이러한 상황을 타개하는 방법은 두 가지다. 하나는 항생 물질을 사용하지 않는 방법이다. 하지만 그래서는 병을 치료할 수 없으므로, 항생 물질을 가능한 한 자제하면서 필요한 상황에만 적절하게 사용할 비장의 수로 남겨두어야 한다.

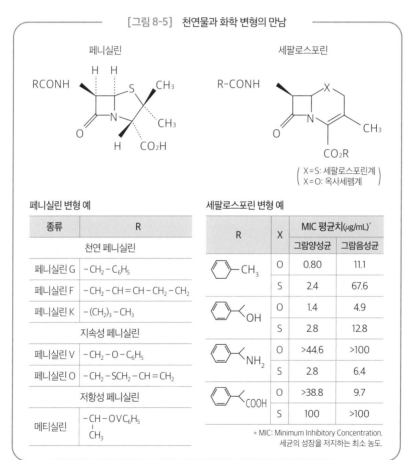

[그림 8-5] 천연물과 화학 변형의 만남

페니실린 변형 예

종류	R
천연 페니실린	
페니실린 G	$-CH_2-C_6H_5$
페니실린 F	$-CH_2-CH=CH-CH_2-CH_2$
페니실린 K	$-(CH_2)_3-CH_3$
지속성 페니실린	
페니실린 V	$-CH_2-O-C_6H_5$
페니실린 O	$-CH_2-SCH_2-CH=CH_2$
저항성 페니실린	
메티실린	$-CH-OVC_6H_5$ CH_3

세팔로스포린 변형 예

R	X	MIC 평균치(μg/mL)*	
		그람양성균	그람음성균
CH_3	O	0.80	11.1
	S	2.4	67.6
OH	O	1.4	4.9
	S	2.8	12.8
NH_2	O	>44.6	>100
	S	2.8	6.4
$COOH$	O	>38.8	9.7
	S	100	>100

* MIC: Minimum Inhibitory Concentration. 세균의 성장을 저지하는 최소 농도.

다른 하나는 기존 항생 물질에 화학 반응을 가해 분자 구조 일부를 바꾸는 방법(화학 변형)이다. 이렇게 하면 균이 바뀐 분자를 새 항생 물질로 인식해 내성으로 작용하지 않을 가능성이 생긴다.

이러한 연구가 체계적으로 진행된 끝에 성공한 항생 물질이 페니실린과 세팔로스포린이다. 항생 물질이라는 천연물과 화학 변형이라는 화학 합성 수단이 손잡은 이 연구는 앞으로도 각종 분야에서 열매를 맺으리라고 믿는다.

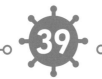

부족해도 지나쳐도 안 되는 필수 미량 원소

효소의 작용

생체, 예를 들어 인체를 구성하는 물질에는 골격을 구성하는 인산칼슘, 육체를 구성하는 단백질, 지질을 구성하는 지방 등이 있다. 이 물질들을 구성하는 원소는 칼슘을 제외하면 대부분 탄소(C), 수소(H), 질소(N) 등 비금속 원소다.

몸에 필요한 효소는 금속 원소

그러나 생체의 생명 시스템을 유지하고 활동하게 하려면 주요 원소만으로는 충분하지 않다. 생체는 복잡한 생화학 반응을 수행하며, 이를 유지하려면 화학 반응을 촉진하는 각종 촉매가 필요하다.

생체에서 촉매가 기능하게 만드는 물질은 무엇일까. 바로 각종 효소와 조효소[보조 효소 또는 코엔자임(Coenzyme)이라고도 한다]다. **효소는 인간이 살아가**

는 데 필요한 소화·흡수·대사 등 생체 내 화학 반응을 촉진한다.

이러한 효소 · 조효소의 중요 구성 요인이자 생명 활동에 중요한 활동을 하는 물질이 바로 필수 미량 원소라는 원소들이다.

필수 미량 원소는 대부분 금속 원소이며 철, 아연, 구리, 망가니즈, 아이오딘, 코발트, 크롬, 셀렌, 몰리브데넘 등이 있다.

금속 원소가 생체 구조에서 차지하는 중량 비율은 매우 낮지만, 기능 면에서는 굉장히 높은 비율을 차지한다.

예를 들어, 철이 들어 있는 효소 운반 단백질인 헤모글로빈의 분자량은 6만 4500이지만, 그중 철의 원자량은 224이며 비율은 0.3%밖에 되지 않는다. 철이 있기에 기능하는 헤모글로빈에서조차 철의 비율은 0.3%다. 몸 전체를 놓고 보면 몸무게 60kg인 성인에게 들어 있는 철의 중량은 3g에 지나지 않는다.

생체는 생명 유지를 위해 필요한 원소를 일정량 보유하는데, 이를 항상성(Homeostasis)이라고 한다. 생명 유지에 필요한 인체 내 필수 미량 원소의 질량은 고작 10g 정도라고 한다.

하지만 필수 미량 원소량의 변화가 생체에 미치는 영향이 문제다. 그림 8-6에서 알 수 있다시피 필수 미량 원소를 제외한 보통 원소(점선)는 양이 많든 적든 생체는 그에 맞추어서 대응할 수 있다. 양이 변한다고 곧바로 죽지는 않는다.

그러나 필수 미량 원소(실선)는 다르다. 최소량보다 적으면 죽음을 의미한다. 반대로 최대량을 초과해도 죽음에 이른다. 이 때문에 원소 섭취에 주의

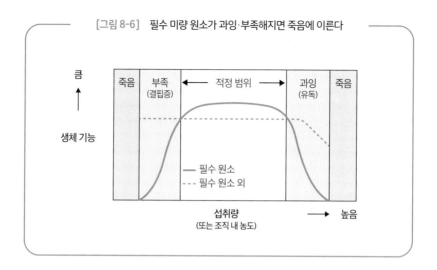

[그림 8-6] 필수 미량 원소가 과잉·부족해지면 죽음에 이른다

를 기울여야 한다.

자연의 법칙은 신묘하다. 이러한 필수 미량 원소가 음식에 골고루 들어 있으니 말이다. 그러므로 좋든 싫든 균형 잡힌 식단을 먹으면 필수 원소는 아무 문제 없이 섭취할 수 있다.

하지만 병에 걸려 식단의 균형이 깨졌을 때는 의약품이나 영양제로 필수 원소를 보충해야 한다. 이때 식사와 영양제를 합해 과잉으로 섭취하지 않도록 주의해야 한다.

필수 미량 원소

필수 미량 원소 중에는 비소처럼 맹독으로 알려진 원소나 크롬처럼 이온의 전하량 차이로 독이 되는 원소도 있다.

비소는 원소 그 자체든 화합물 상태든 맹독이다. 그러나 유기 비소 화합물 중에 비교적 독성이 작은 물질도 있고 아비산처럼 독성이 매우 큰 무기 비소도 있다. 일반적으로는 비소 결핍이 문제가 되는 상황이 발생하지 않으므로 일부러 섭취할 필요는 없다.

크롬에는 3가 크롬 이온(Cr^{3+})과 6가 크롬 이온(Cr^{6+})이 있다. 3가 크롬 이온은 인슐린의 분비를 돕고 콜레스테롤 수치를 일정하게 유지하지만, 6가 크롬 이온은 독성이 있다.

제 8 장 천연물에서 탄생한 의약품

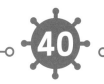

비타민과 호르몬은
의약품일까?

본질적인 의약품

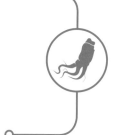

몸 안에서 만들 수 있는 호르몬, 만들 수 없는 비타민

생체는 생화학 반응으로 에너지를 획득해 생명 활동을 수행한다. 앞에서 생화학 반응을 위해 촉매로 기능하는 효소(금속 원소)가 필요하다는 사실을 알아보았다. **필수 미량 원소의 활동을 돕는 요소가 비타민과 호르몬** 등 필수 미량 물질이다.

우리 몸에 필요한 비타민과 호르몬은 극소량뿐이다. 하지만 그 필요량을 충족하지 못하면 생체는 건강을 심각하게 해치는 상태, 즉 질병에 걸린다. 그런 의미에서 비타민과 호르몬은 '본질적인 의약품'으로 볼 수 있다.

비타민과 호르몬은 본질적으로 같은 물질이지만, 생체 기능을 조정하는 미량 물질 중 **인간의 체내에서 만들어낼 수 있는 물질을 호르몬, 만들 수 없는 물질을 비타민**으로 칭한다.

비타민은 조효소

비타민은 효소의 작용을 돕는 조효소의 일종이며 적은 양으로 생체 기능을 조절한다. 인간은 스스로 비타민을 만들어낼 수 없으므로 음식물을 통해 외부에서 섭취해야 한다. 비타민이 결핍되면 결핍증에 걸려 몸에 심각한 이상이 나타난다.

비타민은 지용성과 수용성으로 구분할 수 있다.

[그림 8-7] 비타민의 종류와 결핍에 따른 질병

	비타민	결핍증
수용성	비타민B$_1$	각기병
	비타민B$_2$	성장 장애, 점막·피부 염증
	비타민B$_6$	성장 정지, 체중 감소, 간질성 경련, 피부염
	비타민B$_{12}$	거대적혈모구빈혈
	비타민C	괴혈병
	엽산(비타민B$_9$)	거대적혈모구빈혈
	나이아신(비타민B$_3$)	홍반증
	바이오틴(비타민B$_7$)	체중 감소, 피부염
	판토텐산(비타민B$_5$)	에너지 대사 장애
지용성	비타민A	야맹증, 피부 건조증
	비타민D	구루병, 골연화증
	비타민E	신경 장애
	비타민K	출혈, 혈액 응고 지연

- **지용성 비타민**　물에 녹지 않고 지질에 녹는 비타민. 음식물에 함유된 지방과 함께 복합체로 장에 흡수된다.
- **수용성 비타민**　물에 녹고 지질에 녹지 않는 비타민.

비타민 결핍증은 종류가 많은데, 주요 증상(질병)은 다음과 같다.
- **야맹증**　앞서 살펴봤듯이 비타민A는 산화되어 레티날이 된다. 레티날은 눈의 시각세포에서 중요한 작용을 하므로 비타민A가 부족하면 야맹증에 걸린다.
- **각기병**　비타민B$_1$ 결핍 때문에 발병한다. 17~20세기 초에 빈발했지만, 최근에는 찾아보기 힘든 병이다.
- **괴혈병**　비타민C는 콜라젠 생성을 촉진한다. 그러므로 비타민C가 결핍되면 혈관이 약해져 쉽게 피를 흘린다. 대항해시대 당시 선원들이 두려워했던 질병이다.
- **구루병**　비타민D의 결핍이 원인이며 골격이 변하는 질병이다. 최근 자외선을 피하는 분위기가 심해지면서 비타민D 부족도 잦아지고 있다. 비타민D가 함유된 음식물을 적극적으로 섭취해야 한다.

호르몬은 특정 기능을 발휘한다

호르몬은 특정 기관에서 만들어진 후 혈류를 타고 특정 표적 기관에 도달해 작용하는 분자를 지칭한다.

호르몬에도 종류가 많은데, 갑상샘에서 만들어져 성장에 관여하는 티록

신, 부신수질에서 만들어져 혈관·기관의 확장과 수축에 작용하는 아드레날린 등이 유명하다. 생식기에서 만들어진 성호르몬은 생식기의 발달, 여성의 임신과 출산에 관여한다.

이처럼 특정 기관에서 만들어진 호르몬에는 오타코이드(Autacoid, 국소 호르몬)라는 물질이 있다. 이는 생체 내 여기저기에서 만들어진 후 그 주변의 좁은 부위에 작용하는 호르몬이다. 대표적인 국소 호르몬으로 프로스타글란딘이 있다. 프로스타글란딘은 인간의 전립샘에서 발견된 호르몬으로, 호흡계·순환계·생식계 등 각종 기관에 폭넓게 작용한다.

히스타민은 아미노산의 일종인 히스티딘에서 만들어진 국소 호르몬으로, 호흡계와 순환계 등 여러 기관에 영향을 준다.

영양 보조 식품, 영양제

영양제는 영양 보조 식품, 건강 보조 식품이라고도 하며 건강을 유지하는 데 필요한 영양소와 미량 원소를 알약 형태로 만들어 간편하게 섭취할 수 있는 의약품이다.

영양제 중 특히 다이어트약이 유명한데, 다이어트약 복용 사고도 일어난 적 있다. 2002년, 중국산 다이어트 식품에 함유된 N-니트로소펜플루라민* 때문에 일본에서 세 명이 사망하고 45명이 일주일 이상 입원했다. 2005년

---

* 향정신성 의약품인 펜플루라민을 니트로화합물과 반응시켜 만든 물질. 간 기능 손상을 초래할 수 있다. 한국에서도 같은 시기(2002년)에 중국에서 수입한 다이어트 식품 '옥미'와 '미황'에서 펜플루라민과 N-니트로소펜플루라민이 검출되었고, 급성 간 기능 장애 환자가 발생해 대대적으로 보도된 바 있다.

에는 마찬가지로 일본에서 중국산 다이어트 식품에 들어간 마진돌*과 시부트라민**이라는 유해물질이 원인으로 추정되는 사망 사고가 일어났다.

최근에는 관절의 움직임을 유연하게 하는 콜라젠 제제가 출시되었다. **콜라젠은 단백질의 일종으로 인간의 몸을 구성하는 모든 단백질 중 30%를 차지할 정도**로 비중이 크다.

콜라젠뿐만 아니라 단백질은 아미노산 분자가 수백 개씩 결합한 천연 고분자다. 이렇게 거대한 분자는 장벽에서 흡수할 수 없으므로, 단백질은 위에서 위산이 아미노산으로 분해한 다음 장벽에서 흡수한다. 흡수된 아미노산 중 일부는 더욱 분해되어 이산화탄소와 요소와 에너지가 되고, 일부는 재결합해 단백질이 된다.

그러나 콜라젠에서 만들어진 아미노산이 다시 콜라젠이 된다는 확증은 어디에도 없다. 젤리의 원료이기도 한 젤라틴은 순수한 콜라젠이지만, 그렇다고 젤리를 콜라젠 보충제라고 하지는 않는다.

피로회복제의 효과는?

우리는 종종 피로회복제의 힘을 빌린다. 피로회복제는 정말로 피로를 날려 버리고 기운을 북돋는 약물일까?

피로회복제에 함유된 주요 성분은 타우린, 이노시톨, 류신, 아르지닌, 니

---

* 식욕억제제 성분이지만 향정신성 의약품에 해당해 2020년 식약청 허가 제한 대상으로 지정되었다.
** 비만치료제로 쓰였으나 심근경색과 뇌졸중의 위험성이 높아 2010년 전 세계의 의약품 시장에서 퇴출당했다.

코틴아마이드 등이며 그 밖에 비타민B_1, B_2, B_6 등도 함유되어 있다. 그리고 부드러운 각성 작용을 위해 카페인이 함유된 피로회복제도 있다.

타우린은 소화 작용을 돕는 한편 신경전달물질로도 작용하며 활성 산소 발생을 억제하는 작용도 있다.

이노시톨은 지방간과 고지혈증에 효과적인데, 우울증, 공황장애 등에도 효과가 있다는 연구 결과가 있다.

류신은 단백질을 구성하는 아미노산의 일종으로 유아에게는 성장, 성인에게는 질소 평형(식사로 섭취하는 질소와 배출하는 질소의 균형)에 필수적인 물질이다. 류신은 단백질의 생성과 분해를 조율해 근육 유지에 관여한다.

아르지닌은 면역 반응을 활성화하고, 세포 증식을 촉진하며, 콜라젠의 생성 속도를 높이는 등의 작용으로 상처가 빠르게 치유되도록 돕는다.

비타민B군은 어떨까. 비타민B군은 에너지 공급과 노폐물 대사에 관여해 에너지 활력소로도 불리는 비타민이다. B군 중 어느 하나라도 부족해지면 피로를 느끼기 쉬워지므로 균형 있게 전부 섭취하는 것이 중요하다. 이노시톨도 비타민B군에 속하는 물질이다.

피로회복제에는 위와 같은 물질들이 골고루 들어가 있으므로, 마셨을 때 확실히 피로는 회복된다. 만약 문제가 있다면 지나치게 피로회복제에 의지해 무리한다든지 식생활을 중시하지 않아서일지도 모른다.

근육을 피로하게 만드는 범인은 정말로 젖산일까?

오랫동안 근육 피로의 원인은 젖산이라는 인식이 있었다. 그러나 최근 젖산 생성 과정에서 발생하는 수소 이온의 영향으로 몸이 산성화될수록 에너지원인 근육의 글리코젠의 축적량이 감소하는 현상이 근육 피로의 원인으로 지목되고 있다.

그리고 ATP(몸에 필요한 에너지를 공급하는 에너지원)가 분해되어 만들어지는 인산이 근수축을 방해하는 현상 또한 근육 피로의 원인이라는 견해가 있다. 반대로 젖산은 근수축이 방해받지 않도록 막기 때문에 피로를 예방하지 않겠냐는 의문도 제기되었다.

지친 근육을 회복하려면 근육의 혈액 순환을 원활하게 하는 것이 중요하다. 걷기, 자전거, 수영 등의 가벼운 유산소운동은 근육의 회복을 촉진한다. 혈액 순환을 촉진하는 방법에는 스트레칭, 목욕, 마사지 등이 있다.

운동선수처럼 운동을 격하게 하면 근육이 에너지를 소비하고 근육의 온도가 올라가면서 에너지를 소비하기 쉬운 상태가 된다. 근육을 차게 해 열을 식히는 방법도 피로 해소에 효과적이다.

미약 성분을 알아보자

플라시보 효과

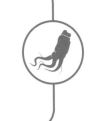

미약의 목적은?

미약은 넓은 의미로는 연애 감정을 유발하는 약이지만, 좁은 의미로는 발기 부전 치료에 쓰이는 약을 뜻한다. 미약의 효과는 개인차가 크고 약에 대한 신뢰감과 믿음에 따라 달라진다. 이러한 약효를 플라시보 효과(위약 효과)라 고 한다.

고대 문헌에도 미약의 성분과 효과가 기술되어 있을 정도로 미약의 역사 는 오래되었다. 그러나 그 문헌에는 양파와 마늘처럼 오늘날 일상적으로 먹 는 식재료가 엄청난 효과를 가진 양 묘사된 경우가 대부분이다. 그런 의미 에서 현대인들은 미약에 절어 사는 것이나 다름없다.

미약의 성분

미약에 들어가는 각양각색의 성분에서 사람들의 풍부한 상상력을 엿볼 수 있다. 어떤 성분이 있는지 알아보자.

식물성 원료로는 카카오, 커피, 바닐라, 인삼 등이 있다. 미약에 흰독말풀과 투구꽃 같은 독을 넣은 이유는 강심제로 쓰기 위해서이리라.

'맨드레이크'라는 오늘날에는 들어볼 수 없는 이름의 식물이 종종 미약의 재료로 등장한다. 인삼처럼 뿌리가 인간의 형태이며 땅에서 뽑으면 비명을 지르는데, 맨드레이크의 비명을 들은 인간은 발광하기 때문에 개에게 밧줄을 들려 당기게 시킨다는 위험한 식물이다.

동물성 원료로는 해삼, 물개의 성기, 소, 양의 고환 등이 있다. 한방에서는 사슴뿔을 선호해 사슴과 순록의 뿔을 재료로 넣는다. 그리고 일본에서는 도마뱀붙이 구이를 귀히 여기며, 유럽에서는 종종 도마뱀을 사용했다고 한다. 한편 향을 내기 위해 사향, 용연향 등의 향료를 쓰기도 했다. 사향은 사향노루 수컷의 생식샘이고, 용연향은 향유고래가 토해낸 위석이다.

모든 것은 믿기 나름?

발기부전 치료제는 음경 해면체의 혈액 유입을 증가시키는 약이다. 요힘빈과 스트리크닌*이 쓰인 적도 있지만, 최근에는 비아그라라는 상표명으로 익

---

*   마전자(馬錢子)라는 한약재의 주성분으로, 중추신경을 흥분시키지만 과복용하면 신경의 흥분이 멈추지 않아 경련과 마비를 일으킨다.

숙한 실데나필이 유명하다. 요힘빈은 꼭두서니과의 식물 요힘베에서 채취한 화학 물질로, 흥분 억제 인자를 차단한다는 꽤 소극적인 효과밖에 확인되지 않았다. 엄밀히 말하면 암시 효과가 더 클지도 모른다.

연고는 여러 생약을 섞어 만든 약으로, 간단히 오르가슴을 느낄 수 있다고 한다. 인삼, 두꺼비 점액 외에도 길앞잡이를 비롯한 곤충의 분말이 동서양을 통틀어 쓰였다.

주성분은 위와 같지만, 실제로는 플라시보 효과에 지나지 않으며 효과가 있다고 믿느냐 믿지 않느냐에 따른 문제일지도 모른다. 모든 것은 믿기 나름이다. 믿음을 가지면 어떠한 병마라도 피해 가지 않을까.

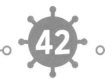

미용 시술 약품에 보툴리누스균이?

약으로도 쓰이는 독의 표본

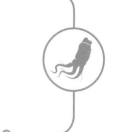

모두 미용을 중시하는 시대가 되었다. 전철에 타면 미백, 탈모, 기미 제거, 주름 개선 등의 광고가 눈에 들어올 정도다. 그러나 의약품에는 부작용이 따라오는 법이다. 앞에서 알아본 모 사의 미백 화장품 때문에 발생한 백반증 사건이 대표적인 사례다.

1순위 독을 가진 보툴리누스균을 미용에 사용한다고?

"보툴리누스균으로 젊음을 되찾아보세요"라는 말을 화학자들이 들으면 깜짝 놀랄 것이다.

보툴리누스균은 제1장 04의 '독의 강도 순위'에서 당당하게 1위를 차지한 보툴리눔 독소를 가진 균이다. 그런 보툴리누스균이 정말 주름 제거에 효과적일까?

실제로 보툴리누스균이 주름을 제거한다는 사실은 연구를 통해 입증되었다. 보툴리눔 독소는 신경독으로, 신경전달물질인 아세틸콜린의 방출을 방해한다. 그리고 신경전달이 차단되면 생명체는 목숨을 잃는다.

주름 제거 시술에는 이 보툴리눔 독소로 만든 '보톡스'라는 약물을 사용한다. 보톡스를 환부에 주사하면 신경전달을 적절히 차단해 표정 근육의 움직임을 억제하기 때문에 눈가의 잔주름도 펴진다고 한다.

그뿐만이 아니다. 적절한 부위에 주사하면 눈을 키우거나 얼굴을 작게 보이도록 만들 수도 있다. 그러나 주사의 효과가 평생 지속되지는 않는다. 정기적으로 통증과 지출을 각오해야 한다.

뇌졸중 재활은 물론 신경성 근육긴장이상증 치료 효과까지

보툴리눔 독소가 활약하는 분야는 주름 제거 시술만이 아니다. 뇌졸중 환자의 재활에도 보툴리눔 독소가 쓰인다. 뇌졸중으로 인한 근육의 과도한 긴장을 완화하고 재활을 수월하게 만드는 효과가 있다고 한다.

보툴리눔 독소는 근육긴장이상증이라는 신경성 난치병의 치료 효과도 인정받았다. 근육긴장이상증은 의식하지 않아도 근육의 수축이 계속되는 질병으로, 자세가 무너지고 몸이 비틀리며 경직·경련 등의 증상이 나타난다.

보툴리누스균은 그야말로 '독과 약은 쓰기 나름'이라는 말이 잘 어울리는 사례다.

코로리의 너구리는 최강?

의약품만이 질병을 치료한다고는 할 수 없다. 믿어주는 사람의 격려, 사랑하는 사람의 위로야말로 제일가는 약이다. 믿어주는 사람도 사랑하는 사람도 없다면 자신이 믿는 종교의 신도 있다.

메이지 시대에는 콜레라가 유행했다. 위생 관념이 없고 효과적인 예방법도 없던 당시, 서민들은 신사나 절에서 받은 부적을 대문에 붙이고 한없이 기도할 수밖에 없었다.

당시 일본인들은 콜레라를 '코로리'라고 불렀다. 한자로는 '虎狼狸'라고 쓰는데, 무시무시한 동물의 대표 격인 호랑이(虎)와 늑대(狼)를 나타내는 한자를 차용한 것은 당연해 보인다. 하지만 왜 너구리(狸)를 함께 넣었을까.

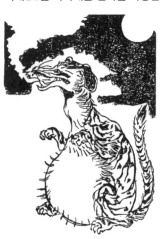

그림*을 한번 보자. 당시 사람들에게는 너구리야말로 최강의 짐승이었다. 이 얼마나 무시무시한 모습인가. 이 짐승에게 정통으로 맞는다면 전신에 타박상은 물론 머리뼈까지 부서지지 않겠는가. 호랑이와 늑대조차 맨발로 도망칠 정도다. 서민들의 공상과 재치 속에서는 콜레라도 코로리나 다름없었으리라.

★ 메이지 시대 〈니시키에 신문〉에 게재된 그림. 본문은 이 그림이 너구리만을 지칭하는 것처럼 설명하고 있지만, 본래는 호랑이와 늑대와 너구리를 합친 가상의 요괴 '코로리'의 상상도다.

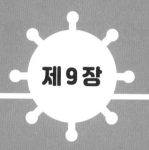

제 9 장

화학 합성 의약품은 인위적으로 만들어진 의약품

43

아스피린의 해열·진통 작용

효소 작용 방해

천연물을 흉내 내어 인위적으로 만든 의약품

앞에서 설명한 한약은 일반적으로 천연물 그 자체를 의약품으로 사용한 데 반해, 유럽의 의약품은 대부분 화학 합성을 통해 인위적으로 만들었다. 그러나 설령 그리스의 전통을 이은 유럽에서도 처음부터 인위적으로 의약품을 만들 수는 없었으리라. 고대 그리스의 의학자 히포크라테스(기원전 460경~370경)도 치료할 때 약초를 사용했다.

합성 의약품도 처음에는 약효가 있

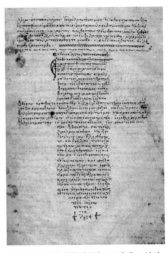

의사의 윤리가 기록된 「히포크라테스 선서」
의사의 윤리와 임무를 두고 그리스의 신들을 향해 맹세하는 형식으로 쓰여 있다.

는 화학 물질을 순수한 형태로 천연물에서 추출하거나 그 화학 물질을 화학적으로 합성함으로써 자연을 모방했을 것이다. 자연계에 존재하지 않는 화학 물질을 만들어 의약품으로 사용하게 된 것은 한참 뒤의 일이다.

인류 최초의 합성 의약품 아스피린도 마찬가지로 천연 의약품을 모방하는 데서 시작되었다.

버드나무 가지를 들고 있는 불상

부처에는 여러 지위와 역할이 있다. 양류관음보살은 질병을 치료하는 부처님으로 수많은 사람의 신앙을 받는다.

양류관음보살상은 손에 나뭇가지를 들고 있다. 바로 버드나무 가지다. 버드나무에 진통 효과가 있다는 사실은 옛날 사람들도 알고 있었다. 이는 그리스의 히포크라테스도 중국의 신농도 인정한 사실이다. 에도 시대 일본에서는 버드나무 가지를 줄기 깊숙이 꺾고 끝부분을 잘게

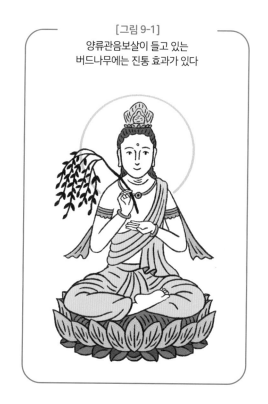

[그림 9-1]
양류관음보살이 들고 있는
버드나무에는 진통 효과가 있다

으깨어 칫솔로 사용했으며, 충치에 시달릴 때는 버드나무 가지를 입에 물고 있었다고 한다.

19세기 프랑스에서 처음으로 버드나무 가지에서 약효 성분을 분리해냈다. 살리신 배당체라는, 살리신에 당의 일종인 글루코스(포도당)를 결합한 물질이다.

약효는 있지만, 위에 구멍이 뚫린다고?

그러나 살리신 배당체는 먹었을 때 굉장히 고통스러웠기에 쉽게 복용할 수 없었다. 이를 해결하기 위해 살리신 배당체를 가수분해해 당을 제거했는데, 그 과정에서 화학 변성이 일어나 살리신이 산화된 결과 만들어진 물질이 살리실산이다.

검사를 통해 살리실산에 해열·진통 작용이 있다는 사실을 알아냈지만, 동시에 치명적인 결점도 함께 밝혀졌다. 산성이 강한 살리실산이 위 점막에 상처를 입히고 때에 따라서는 위에 구멍을 뚫는 위 천공을 일으킨다는 점이었다.

충치로 인한 고통이 나을지언정 위에 구멍이 뚫려서야 본전도 찾을 수 없다. 그리하여 개발된 물질이 살리실산과 아세트산(CH_3COOH)을 반응시켜 만든 아세틸살리실산이다.

복용하기도 쉽고 위 천공의 위험성도 없는데다 약효가 충분했기 때문에, 아세틸살리실산은 1899년 아스피린이라는 상품명으로 시판되었다. 처음 시판된 이래로 120여 년이 지났지만, 아스피린은 여전히 가정상비약으로 사랑받고 있으며 지금도 미국에서만 연간 1만 6000t이 소비된다고 한다.

그러나 그 뒤편에서는 미국에서만 약 10만 명이 아스피린의 부작용으로 위통을 일으켜 입원했고 2000명이 사망했다. 미국에서 발생한 약 부작용 피해 중 4분의 1을 아스피린이 차지하고 있다. 그야말로 독과 약은 종이 한 장 차이라는 말이 구현된 셈이다.

아스피린은 대증요법 치료제

아스피린은 여러 증상에 효과적인 의약품이다. 한 알로 해결하는 해열진통제라는 말 그대로 **아스피린은 열을 내리고 치통, 두통, 신경통, 생리통 등 각종 증상을 완화**한다. 그래서 아스피린은 감기약으로 적합한 약품이기도 하다.

그러나 의외일지도 모르지만, 아스피린에는 세균 같은 미생물이나 인플루엔자 바이러스를 죽이는 살상력은 없다. 아스피린은 병원균을 죽이는 약이 아니라 병원균에 시달린 몸의 고통을 완화하고 열을 내려 체력이 회복되기를 기다리는 약이다. 이러한 약을 일반적으로 '대증요법 치료제'라고 한다.

그렇다면 아스피린을 어떻게 열을 내리고 고통을 완화할 수 있을까. 이는 국소 호르몬과 관계가 있다. 일반적인 호르몬은 특정 기관에서 만들어지지만, **국소 호르몬은 몸 이곳저곳에서 만들어져 그 부위 근처에서만 작용한다.** 대표적인 국소 호르몬이 프로스타글란딘이다. 프로스타글란딘은 남성의 전립샘에서 발견되어 붙여진 이름이다.

프로스타글란딘은 진통 촉진, 위산 분비 억제, 콩팥 기능 촉진, 혈관 확장 등 폭넓게 작용한다. 감기에 걸리면 몸 곳곳에서 프로스타글란딘이 만들어

[그림 9-2] 프로스타글란딘의 구조식

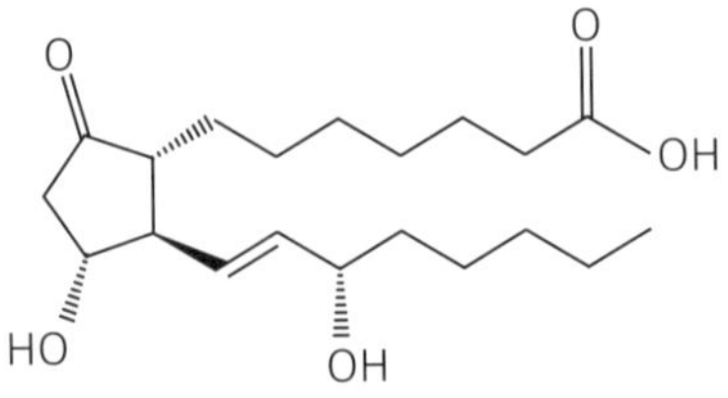

진다. 뇌의 시상하부에서 만들어지면 체온을 상승시키고, 관절에서 만들어지면 관절통을 일으킨다.

몸 어디서든 만들어지는 프로스타글란딘의 원료는 세포막을 구성하는 분자다. 세포는 몸 전체에 존재하므로 원료 또한 몸 전체에 있는 셈이다. 세포막을 사용해 프로스타글란딘을 만드는 과정에는 생체 내 작용이라면 언제나 그렇듯 효소가 관여한다.

아스피린은 이 효소의 작용을 방해한다. 그러므로 아스피린을 복용하면 프로스타글란딘의 합성이 억제되면서 열이 내려가고 관절통도 사라진다.

하지만 감기에 걸린 사람의 체온이 올라가고 관절통이 생기는 데에는 이유가 있다. 아스피린으로 이러한 증상을 없앴다면 반드시 영양을 섭취한다든지 안정을 취해서 몸을 관리해야 한다.

아스피린의 동족 약

살리실산은 더할 나위 없이 간단한 유기화합물이지만, 유도체(구조 일부가 변형된 물질)가 매우 많고 그중에는 약효가 뛰어난 의약품으로 알려진 물질도 셀 수 없을 정도다.

예를 들어, 살리실산에 메탄올(CH_3OH)을 반응시키면 살리실산메틸이 된다. 살리실산메틸은 근육에 소염 작용을 해서 근육 피로와 근육통 치료제로 쓰인다.

[그림 9-3] 다양한 아스피린의 동족 약(유도체)

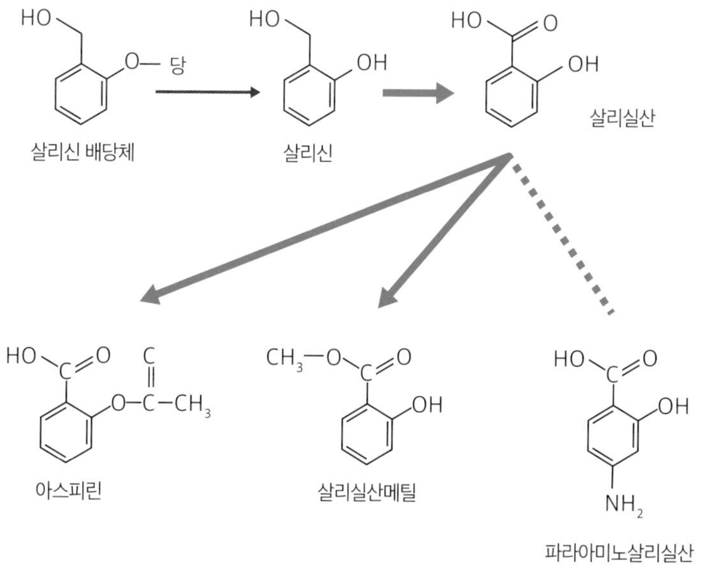

그리고 살리실산에 아미노기(-NH₂)가 결합한 파라아미노살리실산(Para-aminosalicylic acid)은 파스(PAS)라는 이름의 항결핵제로 쓰인다.

모체인 살리실산도 피부의 사마귀를 제거하는 약, 각종 식품의 방부제와 보존제 등으로 활약 중이다.

살리실산 일족은 굉장히 구조가 간단한 분자이지만 현대 사회에 빼놓을 수 없는 의약품으로 군림하고 있다.

세균을 죽이는 합성 항생제

항균제

병원성 세균, 통칭 세균을 박멸하는 약을 일반적으로 항균제라고 한다. 질병과의 싸움은 병원성 세균과의 싸움이다. 항균제는 인류가 손에 넣은 칼이나 다름없다. 앞에서 알아본 항생 물질도 항균제의 일종이다. 여기서는 인위적으로 화학 합성한 항균제를 알아보자.

최초의 화학요법 약물, 살바르산

매독 치료제 살바르산은 인류가 최초로 합성한 화학요법 약물로 유명하다.

매독은 콜럼버스가 신대륙 아메리카에서 가져온 질병이었으나 순식간에 전 세계를 휩쓸었고, 매독 환자 중에는 화가 고흐와 철학자 니체도 있었다. 음악가 슈베르트가 미완성 교향곡 제4악장 중 제2악장까지 쓰고 중단한 이유도 매독 때문이라는 설이 있다.

그즈음 독일의 화학자 파울 에를리히(1854~1915)는 세균을 선택적으로 염색하는 색소를 연구하고 있었다. '동물 세포는 염색하지 않고 세균만 염색하는 염료가 있으니, 인체에 영향을 주지 않고 감염된 세균만을 죽이는 색소도 있지 않을까'라는 발상에서 시작한 연구였다. 그리고 일본인 조수 하타 사하치로(1873~1938)가 연구를 도왔다.

당시 독극물로 알았던 비소가 세균에게도 영향을 주지 않을까 하는 생각에 미친 에를리히는 비소가 포함된 화학 물질들을 합성했고, 매독에 효과가 있는지 시험했다. 그 결과, 1910년에 606번째로 시험한 화학 물질이 매독

[그림 9-4] 살바르산의 분자 구조

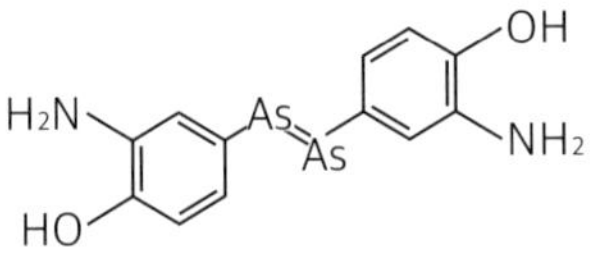

살바르산(합성 당시 제출한 분자 구조)

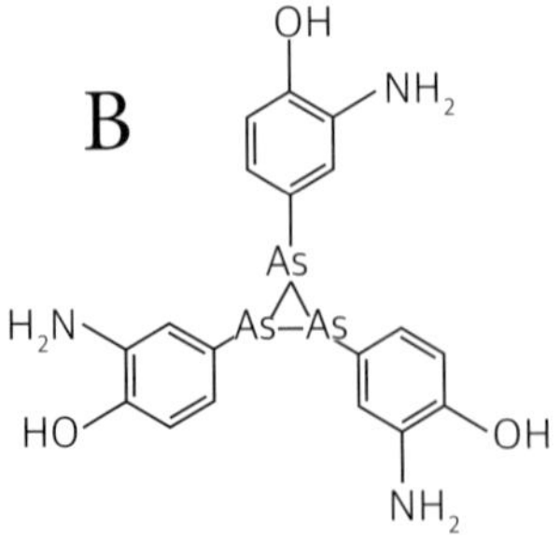

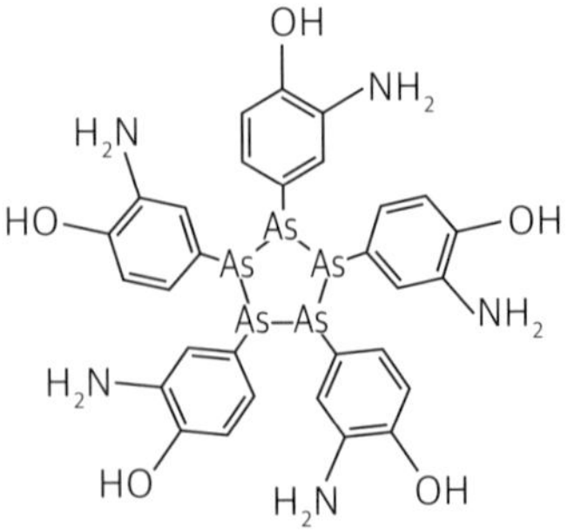

살바르산(B, C는 현재 올바른 분자로 인정받은 구조)

균 스피로헤타에 효과가 있음을 알아냈고 의약품으로 시판할 수 있게 되었다. 이 때문에 살바르산을 '606호'라고도 부른다.

살바르산의 구조는 오랜 기간 그림 9-4의 A처럼 두 개의 비소 원자(As)가 이중결합한 이량체(Dimer)로 알려졌다. 그러나 최근에 최신 분석 기기를 사용해 재검사한 결과, B · C처럼 삼량체(Trimer) 또는 오량체(Pentamer)로 고리 구조를 이루고 있다는 사실이 밝혀졌다. 다만 몸 안으로 들어온 살바르산은 분해되어 단량체의 형태로 작용하는 것으로 보인다.

그러므로 의약품의 관점에서 보는 한, 에를리히가 제출한 분자 구조에는 문제가 거의 없다. 당시에는 분석 기기의 성능이 충분하지 않았으니 B · C 같은 분자 구조를 측정하던 도중 물질이 분해되어 A 구조로 바뀌어도 이상하지 않다.

살바르산은 부작용이 강한데다 이후 항생 물질을 비롯해 뛰어난 항균제가 개발되었기 때문에 지금은 사용하지 않는다. 그러나 그전까지 얼마나 많은 환자에게 희망을 주었을지는 생각해볼 일이다.

딸의 목숨을 구한 설파제

1935년, 독일의 화학자 게르하르트 도마크(1895~1964)는 자신이 개발한 염료인 프론토실이 항말라리아 작용을 한다는 사실을 발견했다. 그리고 우연히도 자신의 딸이 패혈증을 일으켜 심각한 증세를 보였는데, 하느님께 비는 심정으로 프론토실을 투여했더니 딸이 기적적으로 회복해 살아났다고 한다.

항균 작용을 하는 부분은 프론토실의 설폰기(-SO_2)라는 사실이 연구를

[그림 9-5] 도마크가 딸에게 투여한 프론토실의 구조식

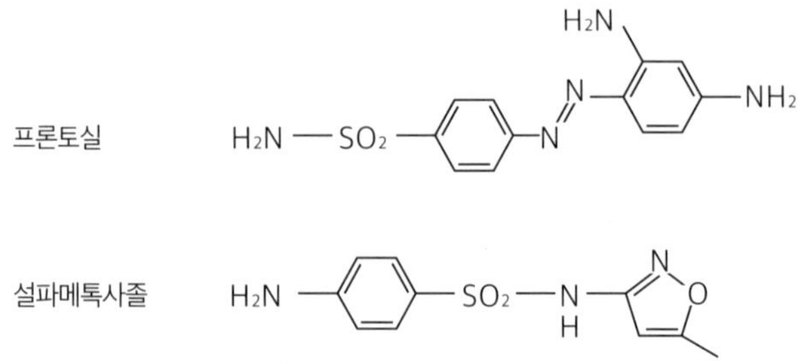

프론토실

설파메톡사졸

통해 밝혀지면서 설폰기가 달린 약제가 차례차례 개발되었다. 이러한 약품을 일반적으로 설파제라고 한다.

이후 설파제가 세균뿐만 아니라 진균과 원충에도 효과가 있다는 사실이 밝혀졌다. 생물의 엽산 합성 시스템을 설파제가 방해하기 때문이다. 임균, 대장균, 이질균, 살모넬라균 등에 큰 효과를 보이는 이유도 이 때문이다.

그러나 인간은 엽산 합성 시스템이 없으므로, 설파제는 인간에게는 해가 없고 병원체에게만 선택적으로 작용한다. 지금은 일반명인 설파메톡사졸로 유명하다.

설파제의 개발자인 도마크는 1939년 노벨 생리학·의학상을 받을 예정이었다. 그러나 나치 독일 정권이 독일인의 노벨상 수상을 금지하면서 어쩔 수 없이 수상 후보에서 사퇴했고, 제2차 세계대전이 끝난 1947년에 비로소 노벨상을 받았다.

제 9 장 화학 합성 의약품은 인위적으로 만들어진 의약품

세균의 증식을 억제하는 퀴놀론계 항균제

그림 9-6처럼 퀴놀론 골격과 같은 분자 구조인 항균제를 일반적으로 퀴놀론계 항균제라고 한다. 항말라리아제인 클로로퀸을 합성하는 연구를 하던 과학자들은 합성 과정에서 생기는 부산물이 세균의 증식을 억제한다는 사실을 알고 있었다.

이를 힌트 삼아 1962년 최초의 퀴놀론계 항균제가 합성되었고, 이후 차례차례 새 의약품이 개발되었다.

[그림 9-6] **퀴놀론 골격의 구조식**

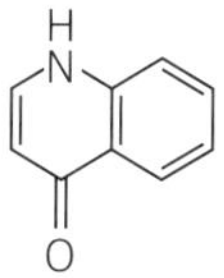

퀴놀론 골격

[그림 9-7] **퀴놀론계 항균제 시프로플록사신**

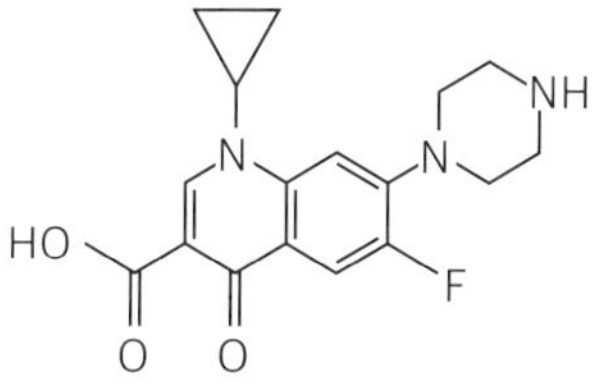

시프로플록사신

퀴놀론계 항균제는 세균의 DNA 합성을 방해한다. DNA가 합성되지 않으면 세포 분열 역시 할 수 없게 되므로 세균은 증식하지 못하고 사멸할 수밖에 없다.

퀴놀론계 항균제는 일반적으로 장에서 잘 흡수되므로 입으로 삼켜도 정맥 주사와 비슷한 효과를 보인다는 이점이 있다.

퀴놀론계 항균제는 각종 세균성 질환에 널리 쓰이며, 그림 9-7의 시프로플록사신이 유명하다. 앞서 알아본 스몬병의 원인이었던 키노포름도 퀴놀론계 의약품이다.

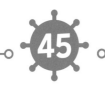

항암제의 작용 원리

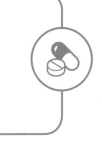

세포 분열 저해

암이 진행되는 메커니즘

암은 정상 세포의 핵산(DNA)이 돌연변이되어 생긴 비정상 세포가 비정상적으로 증식하는 질환이다. 암의 발생 메커니즘에는 두 단계가 있다. 우선 이니시에이터라는 암의 원인 물질이 DNA를 손상한다. 그러나 이 단계에서 생기는 손상은 복구할 수 있으며, 대부분 체내의 DNA 복구 효소의 작용으로 손상이 복구되어 원래대로 돌린다.

그러나 여기에 프로모터라는 물질이 작용하면 손상을 회복하는 게 아니라 오히려 악화해 암의 원인이 되고 만다. 이 상태가 되면 DNA 복구 효소도 소용없고, 손상이 복구되지 않은 탓에 암세포가 증식해 종양이 만들어진다.

항암제는 종류에 따라 효과가 있는 시기가 다르다

암은 한때 불치병이었지만, 이미 과거의 이야기다. 오늘날에는 암도 다른 질병과 마찬가지로 완치해 사회로 복귀할 수 있는 질병이다. 모두 치료법이 발전한 덕분이다.

암의 치료법은 외과 수술, 방사선 치료, 화학요법이라는 세 종류가 있으며 각각 장단점이 있지만, 대부분 두세 종류의 치료법을 조합해 치료한다.

이 책의 주제인 '독과 약'에 맞게 화학요법을 중점적으로 살펴보자.

화학요법은 의약품으로 질병을 치료하는 방법인데, 이때 사용하는 약물을 항암제라고 한다. 항암제는 여러 종류가 있는데, 주로 알킬화제, 대사길항제, 미세소관 저해제, 항생 물질 등으로 분류할 수 있다.

[그림 9-8] 항암 치료에는 세 종류가 있다

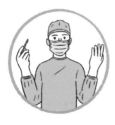
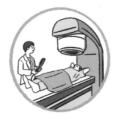
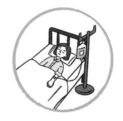

외과 수술
외과 수술과 내시경을 사용한 수술로 암세포를 직접 잘라낸다.

방사선 치료
방사선을 사용해 암세포를 파괴한다.

화학(약물)요법
항암제(약물)를 사용해 암을 치료한다.

암세포를 포함한 모든 세포는 세포 분열을 통해 증식하는데, 세포 분열은 갑작스레 일어나는 현상이 아니라 준비 단계를 비롯해 정해진 주기가 있다. 각 주기는 다음과 같다.

① G₁기: DNA 합성을 준비한다.

② S기: DNA를 합성한다.

③ G₂기: 세포 분열을 준비한다.

④ M기: 실제로 세포 분열이 일어난다.

그리고 항암제는 암세포의 분열 주기 전체에 효과가 있는 것이 아니라, **항암제의 종류에 따라 효과가 있는 시기가 다르다.**

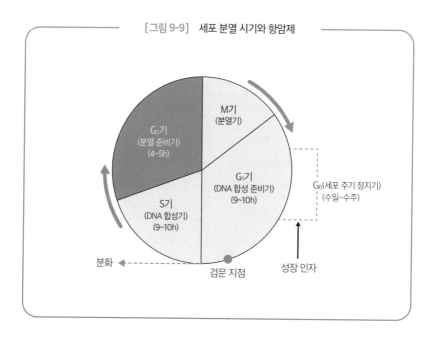

[그림 9-9] 세포 분열 시기와 항암제

즉, 알킬화제는 세포 주기와 관계없이 작용하지만, 스테로이드계 항암제는 G_1기(DNA 합성 준비기)에 작용하며, 대사길항제와 DNA 회전 효소(Topoisomerase) 저해제는 S기(DNA 합성기)에 작용하고, 미세소관 저해제는 M기(분열기)에 작용한다.

한편, 항암제의 큰 문제점은 심한 부작용이다. 구토, 탈모, 면역력 저하로 인한 감염증, 식욕 부진, 변비 등이 대표적인 부작용이다. 환자 중에는 종양이 작아지더라도 약의 부작용 때문에 수명이 단축되는 사람이 있을 정도다.

분열을 못 하게 하는 알킬화제

알킬화제는 암세포의 DNA에 반응해 이중 나선을 구성하는 두 가닥의 DNA 사슬 사이에 다리 구조를 만든다. 그렇게 되면 DNA 사슬 두 가닥은 중간에 묶이기 때문에 DNA는 다리 구조가 만들어진 지점부터 분열할 수 없게 된다.

[그림 9-10] 알킬화제의 구조식

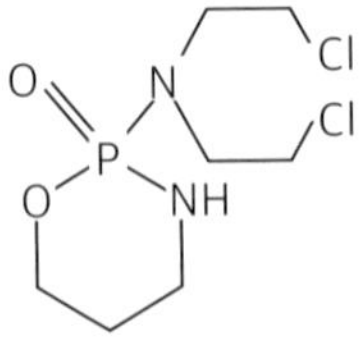

사이클로포스파미드

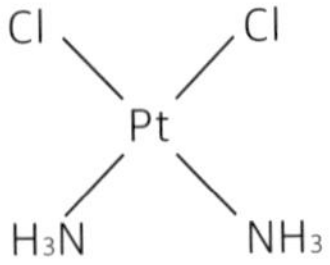

시스플라틴

DNA가 분열·복제하려면 우선 이중 나선 구조가 풀려 DNA 사슬이 한 가닥씩 나뉘어야 한다. 그러나 풀릴 수 없게 된 DNA는 복제되지 않고 세포 분열도 이루어지지 않는다. 결과적으로 암세포는 분열도 증식도 할 수 없게 된다.

알킬화제 중에는 사이클로포스파미드가 유명하다. 그리고 시스플라틴 같은 백금계 항암제도 메커니즘 면에서는 유사하다.

가짜를 끼워 넣는 대사길항제

DNA를 복제하려면 원료가 필요하다. 대사길항제는 DNA의 원료이자 구성 요소인 퓨린·피리미딘 염기와 구조가 유사하지만 다른 물질, 즉 유도체다. 세포 주기 중 S기(DNA 합성기)일 때 암세포의 DNA 주변에 이 유도체가 오면, DNA는 정상적인 퓨린 또는 피리미딘으로 착각하고 유도체를 복제에 사용한다.

결과적으로 정상 DNA를 만들 수 없게 되고 DNA의 분열과 복제는 물론,

[그림 9-11] 정상 DNA 요소(왼쪽)와 가짜 DNA 요소(오른쪽)

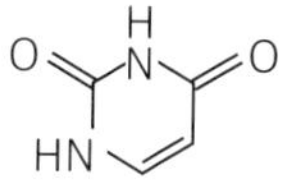

유라실

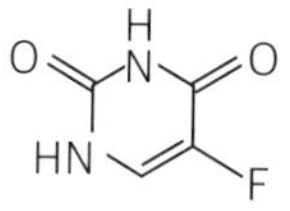

5-플루오로유라실(유라실 유도체)

이후 세포 분열도 중단되어 암세포의 증식이 억제된다. 대표적인 대사길항제는 5-플루오로유라실이다. 정상 DNA를 구성하는 피리미딘 염기인 유라실의 유도체로 작용해 DNA가 복제에 쓰도록 유도한다.

미세소관의 기능을 방해하는 미세소관 저해제

미세소관은 세포에 있는 지름 약 25nm(나노미터, 1nm=10^{-9}m)의 관 형태의 구조이며 단백질로 만들어진다. 세포 분열 시 중요한 역할을 한다.

미세소관 기능 저해제는 대부분 식물성 알칼로이드로, 미세소관의 형성 또는 기능을 억제해 암세포의 세포 분열을 방해한다.

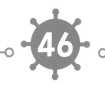

금속이 함유된 합성 의약품

금, 은, 백금, 수은

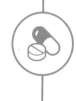

합성 의약품에는 여러 종류가 있는데, 대다수는 탄소(C), 수소(H), 산소(O), 질소(N) 등 비금속 원소로 구성된 유기물이다. 그러나 개중에는 금속이 함유된 의약품도 있다. 여기서는 그 금속이 함유된 합성 의약품을 알아보자.

왜 금과 은을 사용한 약은 적을까?

우선 금속의 꽃이라 할 수 있는 귀금속부터 살펴보자. 귀금속이라면 제일 먼저 떠오르는 것은 금이다. 금은 어떤 물질에도 침식되지 않는다고 하는데, '어떤 물질에도 침식되지 않는다'는 말은 반대로 말하면 '어떤 물질도 침식할 수 없다'라는 의미다. 그 때문에 금을 사용한 약은 거의 없다. 시오졸(금티오말산소듐)과 오라노핀이 드문 예에 해당한다. 둘 다 류머티즘성 관절염에 쓰이는 약품이다.

[그림 9-12] 드물게 금을 사용한 약품의 구조식

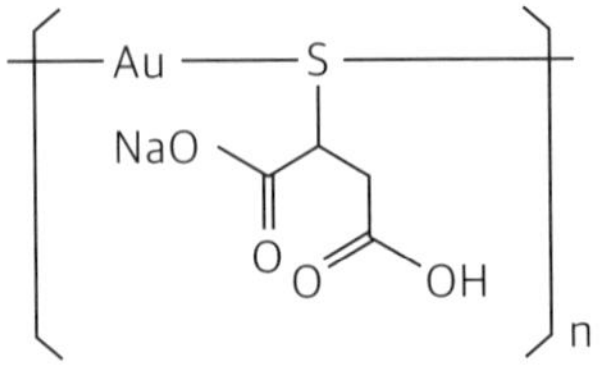

시오졸

자가면역질환인 류머티즘성 관절염은 치료제가 적어 이러한 금 약제는 귀중하게 취급된다. 그러나 효과가 나오기까지 수개월이 걸리기 때문에 개선이 필요하다.

은은 살균 효과가 강해서 몸 안에 들어가면 저항이 있으므로 금과 마찬가지로 약품에는 거의 쓰이지 않는다. 기껏해야 SDF(Silver diamine fluoride)를 충치 예방에 쓰는 정도다.

백금은 금과 달리 화학 활성 작용이 있어 다양한 작용에 빠지지 않는 촉매다. 백금이 들어간 약품도 여러 종 개발되었으며 모두 항암 효과가 있다.

위험시되는 약품

수은을 사용한 약도 있다. 한때 '빨간약'으로 친숙했던 머큐로크롬에는 수은이 들어 있다. 이 때문에 수은 중독의 위험성을 지적받고 일본에서는 제조가 중지되었다. 하지만 다른 나라에서 들어오는 수입품을 많이 찾는다고 한다.

최근 문제로 떠오른 약품은 티메로살이다. 티메로살은 의약품이 아니라 수은이 들어간 방부제다. 정확히는 백신에 첨가된 백신 보존제(세균 오염을 방지하기 위해 옛날부터 쓰인 물질)다.

"티메로살의 영향으로 아이들이 자폐증에 걸렸다"는 주장이 1990년대 미국에서 제기되면서 조사가 진행되었다. "인과 관계가 명확하지 않다"라는 결론이 나왔지만, 현재 백신에서 티메로살을 제거하는 움직임이 활발하다.

47

마취제 작용 메커니즘은 알려지지 않았다?

전신마취와 국소마취

마취제는 그야말로 현대의 마법이다. 예로부터 상처를 통해 부패균이 침투한 부위는 잘라낼 수밖에 없다고 여겨졌다. 하지만 다리를 잘라낸다면 환자의 기력도 체력도 견디지 못하므로 수술에도 어려움이 따랐다. 고통을 견디지 못하고 이대로 죽었으면 좋겠다고 바라는 환자도 많았으리라.

이러한 상황을 해결한 것이 마취제다. 마취 기술 덕에 현대 의학에서 외과 수술이라는 분야가 자리 잡았다고 해도 과언이 아니다.

마취에는 두 종류가 있다. 큰 수술을 할 수 있도록 온몸의 의식과 통각을 없애는 전신마취와, 치과에서 신경 치료를 끝내고 실을 뽑는 데 쓰이는 국소마취로 나뉜다. 전신마취한 환자는 의식을 잃지만, 국소마취로는 의식을 잃지 않는다는 점도 다르다.

제 9 장 화학 합성 의약품은 인위적으로 만들어진 의약품

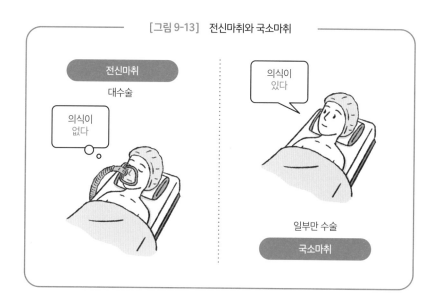

[그림 9-13] 전신마취와 국소마취

전신마취
대수술
의식이 없다

의식이 있다

일부만 수술
국소마취

전신마취제는 왜 '마법'일까?

개복 수술처럼 온몸에 걸쳐 통각을 차단해야 할 때 쓰이는 약품이 전신마취제다.

하지만 살아 있는 사람의 몸을 메스로 가를 때는 환자가 느끼는 통각 이외에도 문제가 있다. 절단에 반발하듯이 근육이 수축·경화하기 때문이다. 이 경화 반응이야말로 수술을 집도하는 의사에게는 진정한 문제다.

따라서 전신마취제는 당연히 환자가 고통을 느끼지 못하게 할 수 있어야 하고, 수술하는 의사의 움직임을 방해하지 않아야 하며, 수술이 끝난 뒤에는 아무 일도 없었던 것처럼 환자가 평온한 원래 생활로 돌아갈 수 있게 해야 한다는 조건이 요구된다.

그야말로 현대의 마법이다. 전신마취는 전 세계에서 매일 몇 천 건씩 진행되는데, 마취가 작용하는 원리는 아직 밝혀지지 않았다. 왜 아픔이 느껴지지 않는지, 메커니즘은 무엇인지 전혀 모르니 마법이라고밖에 할 수 없다.

전신마취는 두 종류다

전신마취에는 두 종류가 있다. 흡입마취제(기체)와 정맥마취제(고체, 액체)다.

흡입마취제는 환자가 흡입하는 기체에 마취제를 섞은 형태로, 환자는 의식하지 못한 사이에 마취 상태에 빠진다.

역사적으로 전신마취제의 종류는 흡입마취제가 많았다. 대표적인 약품

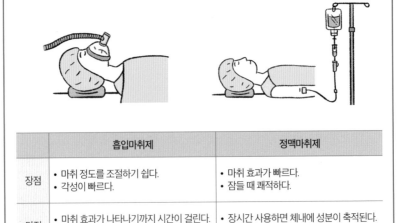

[그림 9-14] 흡입마취(왼쪽)와 정맥마취(오른쪽)

	흡입마취제	정맥마취제
장점	• 마취 정도를 조절하기 쉽다. • 각성이 빠르다.	• 마취 효과가 빠르다. • 잠들 때 쾌적하다.
단점	• 마취 효과가 나타나기까지 시간이 걸린다. • 불쾌한 냄새가 난다.	• 장시간 사용하면 체내에 성분이 축적된다. • 사용한 약품을 간단하게 제거할 수 없다.

으로 할로세인(시판명: 플루오세인)과 아산화질소(웃음 가스, N_2O)가 있다. 아산화질소는 통각을 둔하게 만드는 작용은 크지만, 전반적인 마취 효과는 작은 편이라 최근에는 사용 빈도가 낮아지는 추세다. 그밖에는 아이소플루레인(시판명: 포란)이 있다.

정맥마취제는 정맥 주사로 전신마취할 때 쓴다. 대표적인 약품으로 티오펜탈(시판명: 라보날), 프로포폴(시판명: 디프리반), 드로페리돌, 펜타닐(시판명: 타라모날) 등이 있다.

한편 세계 최초의 전신마취 수술은 1804년에 하나오카 세이슈가 집도한 유방암 적출 수술이다. 하나오카는 맨드레이크(흰독말풀), 투구꽃 등 6종의 약초를 배합한 약을 독자적으로 조합해 환자에게 복용하게 한 다음 전신마취해 수술에 성공했다.

전신마취법의 개발 단계는 동물 실험을 거쳐 인체 실험으로 넘어갔고, 하나오카의 어머니와 부인이 피실험자를 자청했다. 계속되는 실험으로 어머니가 사망하고 아내는 실명했지만, 하나오카는 끝내 전신마취제를 완성했다. 유럽에서 완전한 마취를 성공시킨 시기는 그로부터 40년 후다.

치과에서 사용하는 국소마취

국소마취는 신체 일부의 통각을 마비시키는 방법이다. 전형적인 사례로 치과에서 사용하는 국소마취가 있다. 신경 경로 일부를 마비시킴으로써 국소마취가 이루어진다. 신경세포 축삭에 존재하는 채널의 움직임을 억제해서 신경세포 내 정보 전달을 차단한다. 주로 쓰이는 국소마취제는 리도카인이다.

RNA를 사용한 신형 코로나 백신

최신 면역법

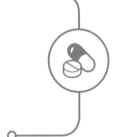

신형 RNA 백신 개발

2020년은 새해부터 함께한 신형 코로나바이러스가 범유행 전염병으로 지정되면서 코로나바이러스 감염증(COVID-19)이 전 세계에 만연했으며, 개최 예정이었던 도쿄 올림픽도 2021년으로 연기되었다. 검증된 치료제도 없는 상황에서 피해자가 늘어만 갔다.

그런 와중에 신형 코로나 백신이 놀랄 만큼 빠르게 개발·실용화되었다. 다른 질병의 백신을 활용한 의약품도 아니고 신형 코로나바이러스 전용 백신이었다.

일반적으로 새 백신을 개발하는 데는 10년이 걸린다고 한다. 그런데 겨우 수개월 만에 개발되었다니 놀랄 만한 일이다.

이번에 개발된 신형 코로나 백신은 RNA 백신이다. 병원체를 구성하는 성분의 설계도인 RNA로 만든 백신이기 때문에 유전자 백신으로도 불린다.

RNA 백신을 근육에 투여(근육주사)하면 RNA의 지시에 따라 병원체 고유 단백질이 근육 안에서 합성된다. 그러면 단백질에 대한 면역 작용이 활성화 되면서 질병 예방으로 이어진다.

RNA 백신은 항원 단백질의 유전자 정보를 가진 RNA로 항원을 생체에 접종하는, 분자생물학적 기술이 접목된 최첨단 면역법이다. 백신을 신속하게 개발할 수 있다는 강점이 있다.

RNA 백신의 메커니즘 규명은?

RNA 백신의 특징은 강력한 세포성 면역을 확립하는 생백신의 장점과 살아 있는 병원체를 사용하지 않기 때문에 안전성이 확보된다는 펩타이드 백신의 장점을 모두 갖추고 있다는 점이다.

게다가 합성이 쉽고 보존성이 좋으며 경제성은 물론 장기간에 걸쳐 면역 반응이 지속된다는 점에서도 기존의 백신보다 뛰어나 차세대 백신으로 주목받고 있다.

앞으로 에이즈, 인플루엔자 등의 감염증과 암, 알레르기, 알츠하이머병 등의 질환에 대해서도 차세대 백신 개발 연구를 진행한다고 하니 귀추가 주목된다.

에터 냄새는 토끼의
어디에 숨어 있었을까?

제2차 세계대전 이후 식재료가 충분치 않았던 당시, 토끼를 해부한 생물학도가 토끼로 전골 요리를 만들려고 했다. 에터로 마취하고 해부한 토끼였기 때문에, 에터 냄새가 나지 않도록 모두가 꼼꼼히 생고기 냄새를 맡아봤다고 한다.

냄새가 안 난다는 것을 확인하고서 고기를 냄비에 넣고 맛있게 끓였는데, 고기 한 점을 입으로 가져간 학생이 느닷없이 퉤 하고 뱉었다. 에터 냄새가 엄청나서 입에 넣고 있을 수 없었기 때문이었다.

생고기의 냄새를 맡았을 때는 아무런 냄새도 나지 않았는데 막상 먹으려 하니 강렬하게 에터 냄새가 난 것이다. 냄새는 대체 어디에 숨어 있었을까. 당시 그 학생은 세포막 안에 냄새가 갇혀 있었다고 생각했다.

현대에도 세포막이 마취와 관련되어 있다고들 하지만, 그 이상은 여전히 밝혀지지 않았다. 마취가 작용하는 메커니즘조차 명확하지 않으니 마취의 냄새가 왜 세포막에 숨겨진 것인지도 상세한 내막은 알 수 없는 법……. 마취의 세계는 모든 것이 베일에 싸여 있는 모양이다.

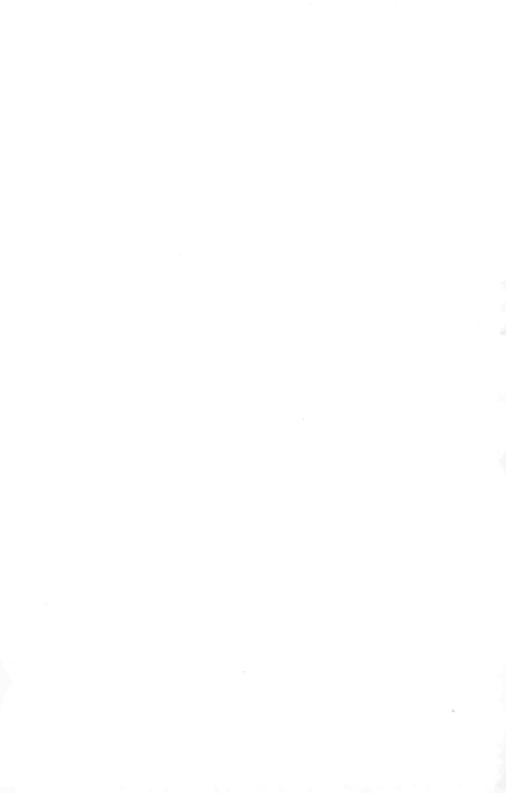

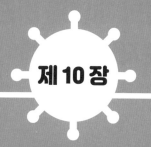

제 10 장

인류를 구할
미래의 의약품 후보

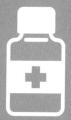

약제의 개념을 바꾼
분자막 항암제

초분자 약제

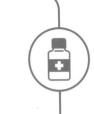

인류의 역사는 의학의 역사이기도 하다. 인류는 지성을 의료 발전에 공헌해 왔다. 상처와 질병의 고통이 없는 삶은 인류의 영원한 동경이 아닐까.

인류는 의약품과 치료법을 갈구했다. 고대 이집트의 파피루스 문명, 고대 중국의 신농 시대까지 역사는 거슬러 올라간다. 근대에는 18세기 이후, 산업 혁명과 화학의 발전으로 천연 의약품에서 약 성분을 분리하고 분자 구조를 해석해 합성 의약품을 개발함으로써 강력한 새 의약품이 등장하기에 이르렀다.

한편 천연 의약품도 뒤처질세라, 20세기에 들어 항생 물질이라는 경이로운 의약품을 인류에게 안겨주었다는 것은 이미 앞에서 설명했다.

20세기 화학 분야에서 새로운 유형의 분자 구조물이 개발되었다. 분자 여러 개가 모여 구성된 '분자를 초월한 새로운 분자 구조체', 즉 초분자였다.

TV와 스마트폰 화면에 쓰이면서 우리의 일상에 없어서는 안 될 물건으로 자리 잡은 액정이 초분자의 대표적인 사례다.

초분자가 공학적인 응용뿐만 아니라 헤모글로빈·DNA 등 생체 내에서도 중요한 역할을 한다는 사실이 밝혀지면서 **초분자는 의료 분야로까지 진출하기 시작했다.** 우선 초분자의 구조부터 설명하고자 한다.

수면 위에 만들어진 분자막

유기 분자는 알코올처럼 물에 녹는 친수성 물질과 석유처럼 물에 녹지 않는 소수성 물질로 나뉜다. 그런데 분자 한 개 안에 친수성 부분과 소수성 부분이 공존하는 분자도 있다. 이를 양친매성 분자라고 한다. 우리 주변에서 찾아볼 수 있는 대표적인 사례로 세제를 비롯한 계면활성제가 있다.

그림 10-1은 비누의 분자 구조다. $CH_3-CH_2-CH_2-\cdots$처럼 이어진 탄화

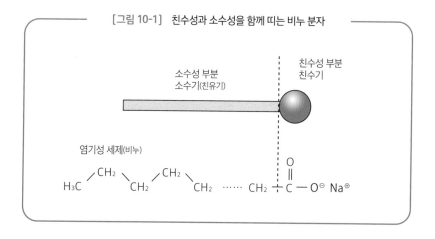

[그림 10-1] 친수성과 소수성을 함께 띠는 비누 분자

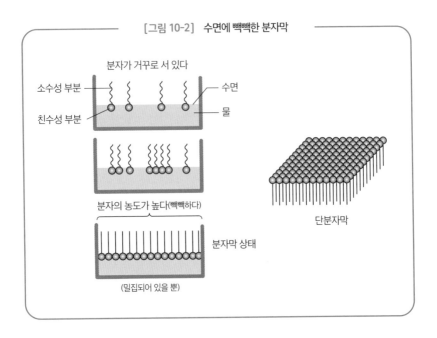

[그림 10-2] 수면에 빽빽한 분자막

분자가 거꾸로 서 있다

소수성 부분

수면

친수성 부분

물

분자의 농도가 높다(빽빽하다)

분자막 상태

(밀집되어 있을 뿐)

단분자막

수소가 소수성, COONa 부분이 친수성이다.

비누 분자를 물에 녹이면 친수성 부분은 물속으로 들어가지만, 소수성 부분은 물에 들어가기를 꺼려 마치 거꾸로 선 것처럼 수면에 뜬다(그림 10-2). 게다가 분자의 농도가 높아지면 수면은 양친매성 분자로 빽빽하게 뒤덮인다. 이 상태를 '분자로 구성된 막'이라고 해 분자막으로 부른다. 폴리에틸렌도 분자로 구성된 막의 일종이지만, 긴 고분자가 실처럼 뒤엉킨 상태이므로 분자막이라고 부르지는 않는다.

수많은 분자가 밀집되어 있지만, 분자 사이의 결합이 없다는 점이 분자막의 특징이다. 분자는 서로 결합하지 않고 그저 모여 있을 뿐이기 때문에 다

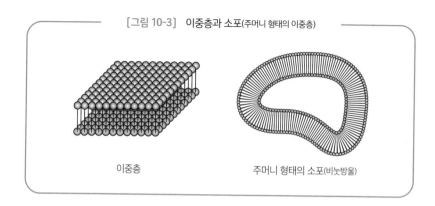

[그림 10-3] 이중층과 소포(주머니 형태의 이중층)

이중층

주머니 형태의 소포(비눗방울)

른 분자의 제약을 받지 않고 자유롭게 이동할 수 있다. 분자막에서 벗어나 물속으로 잠수할 수도, 다시 막으로 되돌아올 수도 있다.

분자막은 중첩될 수 있는데(그림 10-3), 이렇게 만들어진 막을 이중층(Bilayer)이라고 한다. 분자막은 주머니처럼 생긴 이중층(소포, Vesicle)이 만들어질 수도 있는데, 그 대표적인 사례가 비눗방울과 세포막이다.

실제 세포막은 이중층에 단백질과 콜레스테롤 같은 각종 물질이 박혀 있다. 이 물질들은 물 위에 뜬 배처럼 막을 자유롭게 돌아다니거나 막에서 빠져나올 수도 있다.

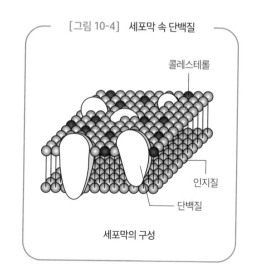

[그림 10-4] 세포막 속 단백질

콜레스테롤

인지질

단백질

세포막의 구성

항암제로 작용하는 소포

세포막에 박혀 있는 단백질은 단백질 고유의 지방(경계 지질)으로 둘러싸여 있다.

인공 소포에는 암세포 내 단백질 고유의 경계 지질을 삽입한 더미 세포(가짜 세포)가 들어 있다. 이 더미를 암세포 근처로 보내면 암세포의 단백질은 암세포의 세포막에서 벗어나 더미 세포의 분자막으로 이동한다.

그러면 어떻게 될까. 세포막 내 단백질은 효소로 작용해서 생명 활동을 담당하는 생화학 반응에 중요한 역할을 맡은 경우가 많다. 이 단백질이 사라지면 세포는 생존에 필요한 생화학 반응을 충분히 일으킬 수 없게 된다. 다시 말해 세포는 죽는다. 암세포는 소멸하고 암은 치료된다. 결과적으로 이 인공 소포는 항암제로 기능했다고 할 수 있다.

항암제의 개념을 뒤바꾼 소포

이 항암제는 약제의 기존 개념을 뒤바꾸었다. 전통적인 약제는 분자 자체를 질병 치료에 이용했다. 약 분자가 단독으로 질병의 원인과 싸웠다. 그러나 소포 항암제는 그렇지 않다.

소포를 구성하는 양친매성 분자 자체는 전혀 의약품으로 작용하지 않는다. 경계 지질도 마찬가지다.

그러나 양친매성 분자가 소포라는 분자 구조체를 이루고 경계 지질과 결합해 더미 세포라는 구조체가 되면 항암 작용을 한다.

이는 **초분자라는 구조가 항암 작용을 하기 때문이며, 의약품의 기존 개념을 근본**

제 10 장 인류를 구할 미래의 의약품 후보

부터 뒤집는 것이나 다름없다. 약품이라는 화려하고 강력한 대장이 홀로 적을 상대하는 싸움이었던 과거의 약품 전쟁과 달리, 초분자 전쟁은 병사 하나하나가 힘은 없어도 대열을 갖추어 자신보다 강한 상대와 싸우는 형세라고 할 수 있다. 그야말로 현대전의 재현이 아닐까.

50

분자막으로
암 백신을 만들 수 있다!

면역 체계의 항원항체반응

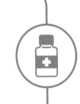

앞에서 막단백질을 잃고 사멸한 암세포를 중점적으로 알아보았다. 여기서는 암 단백질을 획득한 더미 세포로 시선을 돌려보자.

암 백신의 탄생

더미 세포가 암 단백질을 획득했다는 말은 암세포의 성질 일부를 가지게 되었다는 뜻이다. 그러나 더미는 더미일 뿐 세포가 아니므로 증식하지 않을 뿐더러 종양이 되지도 않는다.

병원균의 성질을 가지고 있으면서 증식 능력은 없다는 것이 어떤 의미일까. 백신의 관점으로 보면 '암 항원'이다. 이 암 항원을 몸속에 넣으면 면역 체계에 항원항체반응이 일어나 암에 대한 항체가 만들어지면서 면역이 확립될 가능성이 생긴다. 즉, 암 백신이 탄생한 것이다.

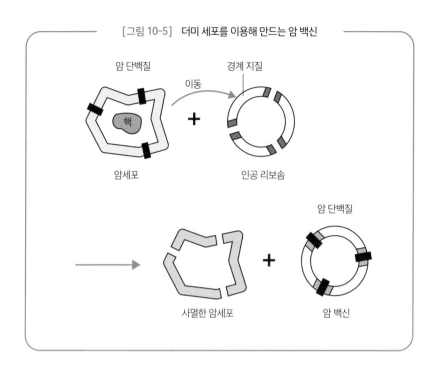

[그림 10-5] 더미 세포를 이용해 만드는 암 백신

암 단백질

핵

암세포

이동

경계 지질

인공 리보솜

사멸한 암세포

암 단백질

암 백신

　　이러한 방향으로 연구를 진행하면서 암 백신 이외의 분야에서도 어느 정도 성과가 나오고 있다. 다른 수많은 질병의 백신에도 응용할 수 있기 때문이다.

부작용의 우려가 적은 백신

현재는 백신 제작 과정에서 알이나 소동물 같은 동물성 자연물을 이용한다. 그러나 이용된 자연물 자체가 항원이 되어 새 항체가 만들어지는 것처럼 면역에 얽힌 문제가 생길지도 모른다. 간단히 말하면 백신과 관련된 면역 반응, 즉 부작용이 발생할 가능성이 있다.

그러나 인공 소포는 자연물을 이용하지 않으므로 그러한 면역 반응이나 부작용이 일어날 우려가 없다.

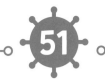

표적만을 공격하는 약제

분자막 DDS

일반적으로 부작용이 심하다는 것이 항암제의 문제점이다. 항암제가 암세포뿐만 아니라 정상 세포까지도 공격하기 때문이다.

목표만을 공격하는 DDS

이러한 부작용을 피하려면 어떻게 해야 할까. **암세포만을 집중적으로 공격하는 항암제를 만들면 된다.** 이처럼 약제를 특정 목표로만 전달하는 시스템을 DDS(Drug Delivery System)라고 한다.

모델의 원리는 다음과 같다. 우선 수술로 세포 가까이에 자석을 심는다. 그리고 환자가 고분자로 만들어진 초소형 마이크로캡슐 안에 항암제와 철분이 들어간 약제를 복용한다. 혈류를 타고 이동한 캡슐은 암세포 가까이에 모이고(철과 자석), 캡슐이 녹으면서 안에 들어 있던 항암제가 방출된다.

암 단백질과 소포의 조합

소포는 마이크로캡슐로의 활용성이라는 면에서도 주목받고 있다. 그리고 암세포를 감지하는 센서로는 암세포의 세포막에 존재하는 암 단백질이 주목받고 있다.

실제로 암 단백질을 소포의 이중층 안에 집어넣으면 소포가 단백질끼리의 친화성으로 인해 암세포 쪽으로 이동한다. 바이러스가 세포막에 기생하는 원리와 같다.

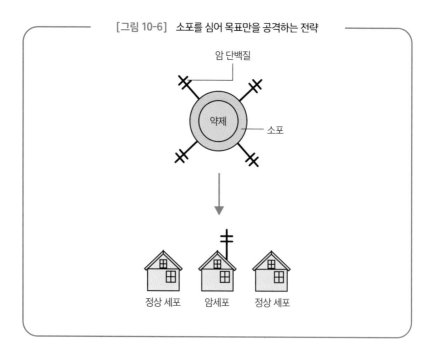

[그림 10-6] 소포를 심어 목표만을 공격하는 전략

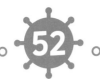

DNA를 활용하는
의약품을 만들자

맞춤형 의약품과 유전체 편집

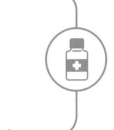

사람의 세포 속에 있는 핵산, DNA는 유전의 사령탑이며 DNA에는 그 사람의 모든 정보가 새겨져 있다. 이러한 DNA를 의료에 활용할 방법은 아직 확립되지 않았다.

개개인에게 맞춘 의약품

우리는 병에 걸리면 약을 먹는다. 감기약, 위장약, 안약 등 증상에 따라 분류된 약 중에서 증상에 맞게 선택한다.

이처럼 약을 택하는 행위를 정장을 맞추는 일에 비유해보자. 감기에 걸려 약국에서 감기약을 사는 행위는 양복점에서 기성 정장을 구매하는 것과 비슷하다. 기성 정장은 모든 사람이 입을 수 있도록 만들어진 옷이므로 누가 입어도 어울리지만, 자기 몸에 딱 맞지는 않는다.

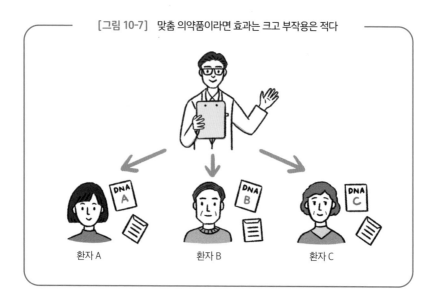

[그림 10-7] 맞춤 의약품이라면 효과는 크고 부작용은 적다

환자 A

환자 B

환자 C

앞으로 나올 약은 맞춤 정장과 마찬가지로 주문을 받고 만드는 맞춤 의약품이 되리라고 점쳐진다. 맞춤 의약품은 환자의 DNA를 분석해 개개인의 유전자 배열에 맞추어 조합한 약이다.

같은 약이라도 잘 듣는 사람과 잘 듣지 않는 사람이 있다. 일반적인 의약품이라면 잘 듣는 사람이 70%, 잘 듣지 않는 사람이 30%라고 한다. 항암제 중에는 잘 듣는 사람이 30%도 되지 않는 약도 있는 모양이다. 물론 약의 부작용에도 개인차가 있다.

맞춤 의약품은 환자의 DNA를 해석하고 유전자 정보를 참고삼아 '가장 효과가 좋고 부작용은 가장 적은 약'을 처방하는 것이 목적이다.

마침내 약에도 환자의 개성이 반영되는 시대가 가까워지고 있다.

체세포를 재조합하는 유전체* 편집

DNA를 의료에 활용하기 위한 시도가 여러 방면에서 이루어지고 있다. 그러나 DNA는 인류의 미래를 책임지고 있는 만큼, DNA를 조작할 때는 신중해야 한다. 그렇기에 이론적으로는 가능할 치료법도 실행에 옮기려면 어려움이 따른다. 때에 따라서는 윤리에 어긋나 제재당할 가능성도 있다.

이러한 상황에서 진행 중인 실험적 시도가 있는데, 바로 체세포의 DNA를 재조합하는 치료법이다. 생식 세포의 DNA를 조작하면 다음 세대에 심각한 영향을 주지만, 생식과 관계없는 체세포라면 특정 조건에서 DNA를 재조합해도 괜찮을 것이라는 발상에서 시작된 연구다.

단, 이 경우 DNA 조작은 유전체 편집이지 유전자 재조합이 아니다.

방법이 없던 치료에 내려온 한 줄기 빛

유전자 재조합이란 유전자 일부를 다른 사람이나 생물의 유전자 일부와 재조합, 즉 교환하는 기술이다. 식물이라면 오이와 가지의 유전자가 섞인 '키메라 식물'이 만들어질 수도 있다. 키메라는 그리스 신화에 등장하는 괴물로 사자의 머리, 염소의 몸통, 용(또는 큰 뱀)의 꼬리를 가진 융합 생명체다.

결과적으로 유전자 재조합은 어떤 동식물이 만들어질지 모르기 때문에 굉장히 위험한 방법이다.

---

*　Genome: 유전자(Gene)와 염색체(Chromosome)의 합성어. 염색체에 들어 있는 모든 유전 정보, 즉 DNA를 구성하는 염기의 총량을 일컫는다.

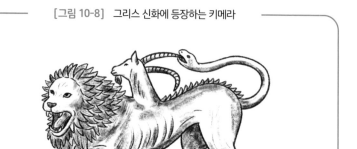

[그림 10-8] 그리스 신화에 등장하는 키메라

반면, 유전체 편집은 다른 개체와 유전자를 교환하지 않는다. 자신의 DNA 중 질병을 일으키니까 필요 없는 부분만을 제거한다든지, 유전자의 배열을 바꾸는 등의 조작을 가리킨다. 그러므로 키메라가 탄생할 걱정은 하지 않아도 된다.

유전체 편집의 대상은 의약품으로 치료할 수 없는 유전병이다. 환자의 DNA를 추출해 질환의 원인이 되는 부분을 제거한 후 정상적인 부분으로 보충한 다음 원래대로 되돌린다.

실험은 아직 시작 단계이며 성과를 운운하기에는 한참 멀었지만, 여태 치료법이 없던 유전성 질환의 세계에 한 줄기 밝은 빛이 내려왔다는 것만큼은 분명하다.

유전자 변형 식품

유전체 편집은 의료 분야에서는 아직 연구 중이지만, 식품 분야에서는 이미 실용화 단계까지 진행되었다.

대표적인 사례는 근육량을 늘린 도미다. 도미의 DNA에는 근육 세포의 성장을 억제하는 마이오스타틴이라는 유전자가 있는데, 이 유전자의 일부를 편집 기술로 제거한 것이다. 그 결과, 일반 참돔보다 중량이 평균 1.2배 큰 도미가 탄생했다. 그러나 이 근육질 도미가 자연에 방류되면 다른 어류에 영향을 끼칠 가능성이 있으므로 오로지 양식용으로만 키운다고 한다.

자주복을 대상으로도 같은 연구가 진행 중이며, 고혈압을 낮추는 작용을 하는 GABA라는 성분이 다량 포함된 토마토 또한 개발되었다. 앞으로도 여러 고기능 식품이 개발될 전망이다.

난치병 치료의 비책 iPS 세포

체세포로 만든 약제

2012년 야마나카 신야 교수가 iPS 세포 제작에 성공한 업적으로 노벨 의학·생리학상을 받았다. 현재 iPS 세포는 난치병 치료를 위한 비장의 수단으로 여러 분야에서 활약하고 있다.

배아줄기세포는 궁극의 줄기세포

세포는 세포 분열을 통해 하나에서 두 개로 나뉘고 다시 네 개로 증식한다. 제일 처음 세포를 모세포, 모세포에서 만들어진 두 개의 세포를 딸세포라고 하는데, 두 개의 딸세포는 모세포와 완전히 같은 세포다. 일반적인 세포와 일반적인 세포 분열의 경우는 그렇다.

그러나 분열해 만들어진 딸세포 중 한쪽은 모세포와 같은 세포이지만 다른 한쪽은 다른 세포가 되는 세포도 있다. 이렇게 특수한 세포 분열을 하

제 10 장 인류를 구할 미래의 의약품 후보

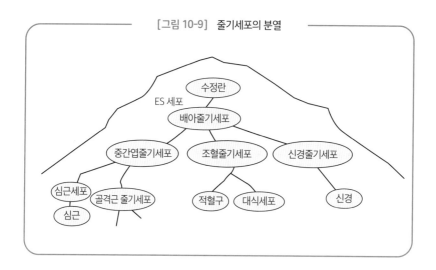

[그림 10-9] 줄기세포의 분열

수정란

ES 세포

배아줄기세포

중간엽줄기세포　　조혈줄기세포　　신경줄기세포

심근세포　골격근 줄기세포　　적혈구　대식세포　　신경

심근

는 모세포를 줄기세포라고 한다.

　줄기세포 중에는 딸세포 두 개 모두 모세포와 다른 세포도 있다. 신기할지도 모르지만, 전혀 이상하지 않다. 난세포의 수정으로 만들어진 배아줄기세포가 그 세포이기 때문이다.

　배아줄기세포는 한 개이지만, 세포 분열을 반복하면서 머리, 손, 발, 눈, 뼈, 손톱, 털 등이 만들어진다. 만약 배아줄기세포가 같은 세포만 만들어냈다면 오늘날 존재하는 동물들은 나타나지 않았을 것이다. 그러므로 배아줄기세포야말로 궁극의 줄기세포다.

iPS 세포의 가능성

'이식'이란 상태가 안 좋은 부위를 제거하고 건강한 다른 부위와 교환하는 과정이라고 생각하기 마련이다. 그러나 이식할 수 있는 신체 부위를 간단히 구할 수 없을뿐더러 운 좋게 구해 이식하더라도 면역에 관한 문제(거절 반응)가 남아 있다.

그럴 때 만약 자신과 같은 DNA를 가진 배아줄기세포가 있다면, 이를 배양해서 신체 부위를 만들어 모든 문제를 해결할 수 있다. 심장이든 눈이든 모발이든 자신이 원하는 인체 부위를 만들어낼 수 있기 때문이다.

그러나 **배아는 그대로 성장하면 하나의 개체가 되는 세포**다. 이를 조작하는 행위는 한 개인의 운명을 조종하는 것이나 다름없기 때문에 윤리상의 문제가 존재한다.

그리하여 '일반 체세포를 사용해 인공적으로 이러한 줄기세포를 만들 수는 없을까'라는 의문에서 시작해 연구한 결과, 야마나카 교수가 만들어낸 것이 iPS 세포였다.

iPS 세포의 원료는 환자 본인의 체세포다. 배아줄기세포가 아니므로 윤리상의 문제도 없거니와 면역 거부 반응도 나타나지 않는다.

iPS 세포를 배양해 환자의 병변 부위에 해당하는 세포 덩어리를 만들어 이식하면 질병의 근본적인 치료를 기대할 수 있다. 이러한 차세대 이식 치료법을 확립하기 위해 현재 각종 연구가 시작되었고, 양호한 결과를 내고 있다.

연구가 끝까지 성공한다면, 인간은 병변 부위를 잘라내고 iPS 세포에서 만들어진 새 장기를 이식하기만 하면 된다. 모든 질병을 완치할 수 있다. 그야말로 전지전능한 의약품이 탄생하는 것이다.

맞춤 의약품은 iPS 세포와 세트

맞춤 의약품이 무엇인지는 앞에서 알아보았다. 이러한 의약품을 만들려면 정장을 맞출 때와 마찬가지로 시착과 가봉 과정이 필요하고, 그러려면 환자 본인에게 약을 시험해야 한다.

그러나 반복된 실험은 환자에게 큰 부담이 되며 증상이 악화되어 심각한 위험에 처할 수도 있다.

그래서 iPS 세포가 필요하다. iPS 세포로 만든 병변 부위의 세포 덩어리를 약품의 실험대로 이용해 약을 검사하고 조합하면 된다. 그런 의미에서 진정한 맞춤 의약품은 iPS 세포와 세트여야 할지도 모른다.

인간은 영원히 살 수 있을까?

불로장생약

동서고금을 막론하고 누구나 불로장생을 바라는 법이다. 수많은 왕후 귀족이 돈을 아끼지 않고 전 세계의 불로장생약을 찾고자 했다. 진시황(기원전 259~210)이 신하 서복(서불이라고도 한다)에게 봉래산으로 가서 선인을 데려오라고 명령한 이야기는 유명하다.

전 세계가 찾은 불로장생약

중국에는 불로불사의 선인이 살고 있는데, 그 선인이 처방하는 약을 단약, 단약을 만드는 기술 체계를 연단술이라고 한다. 그러나 단약은 굉장한 비약인 만큼 복용할 때 목숨을 걸어야 했다. 중국에는 그 외에도 감로, 대세라는 약도 있다고 한다.

미약과 불로장생이라면 인도도 중국에 뒤지지 않는다. 암리타와 소마는

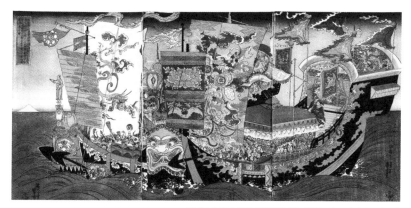

불로불사약을 찾아 항해에 나선 서복(그림: 우타가와 구니요시)

인도가 자랑하는 2대 비약이다.

그리스 신화에서는 주신 제우스를 위시한 신들이 올림포스산에서 불로불사의 음료 넥타르를 마셨다고 한다.

인도나 그리스처럼 화려함은 부족하지만, 중세 아랍과 유럽에서는 연금술사들이 불로장생약을 개발하려 했다. 실제로는 개발에 성공하지 못했지만, 불로장생의 효과를 지닌 약을 예언하는 데 성공했다. '현자의 돌' 또는 엘릭서로 불리는 바로 그것이다.

헬라 세포는 불로장생일까?

사실 불로장생이 아닐까 여겨지는 '생체'는 오늘날에도 존재한다. 바로 헬라 세포라는 암세포다.

1951년, 미국 대학 병원에서 헨리에타 랙스(Henrietta Lacks)라는 31세 여성이 자궁암으로 사망했다. 그의 암세포는 유리 용기 안에서 배양되면서 오늘날에도 증식하고 있다. '헬라 세포(HeLa cell)'는 그의 성과 이름에서 두 글자씩 따서 붙여진 이름이다.

그러나 생명에는 필연적으로 끝이 있다. 이를 입증하는 자료는 얼마든지 있다. 세포의 분열 횟수는 약 15회로, 정해진 분열 횟수를 초과한 세포는 죽음을 맞이한다. 세포의 집합체인 우리 역시 마찬가지다.

이는 유전을 관장하는 핵산인 DNA의 연구 결과로도 뒷받침되는 사실이다. DNA는 세포 분열과 함께 분열·재생해 모세포에서 딸세포로 유전 정보를 계승한다. 따라서 모세포의 DNA와 딸세포의 DNA는 같아야겠지만, 실

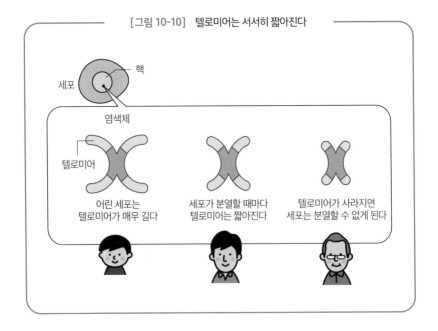

[그림 10-10] 텔로미어는 서서히 짧아진다

세포
핵
염색체
텔로미어

어린 세포는
텔로미어가 매우 길다

세포가 분열할 때마다
텔로미어는 짧아진다

텔로미어가 사라지면
세포는 분열할 수 없게 된다

제 10 장 인류를 구할 미래의 의약품 후보

제로는 그렇지 않다. DNA를 구성하는 요소 전부가 유전에 필요하지는 않다.

DNA 말단에는 텔로미어라는 부분이 존재한다. DNA가 분열·재생할 때이 텔로미어의 끝부분은 재생하지 않는다. 다시 말해 분열·재생을 반복할때마다 텔로미어가 짧아진다. 교통카드가 정착되기 전, 버스를 타기 위해사용하던 승차권을 한 장씩 끊을 때와 비슷한 느낌이다.

그리고 텔로미어가 사라지면 DNA가 분열할 수 없게 되어 세포는 죽음을맞이한다. 활발하게 분열하는 생식 세포의 텔로미어는 일반 세포보다 약 2배 길다.

이 텔로미어를 만드는 효소는 텔로머레이스라고 하며 생식 세포와 암세포에서 발견된다. 만약 텔로머레이스를 약으로 보충할 수 있다면 진정한 불로장생을 손에 넣을 수 있을지도 모른다.

어쩌면 암세포의 형태로 누리는 불로장생일지도 모르지만 말이다.

야오비쿠니

오래 사는 것이 모두의 바람일지도 모르지만, 지나치게 긴 수명은 반대로 무거운 짐이 될 수도 있다. 다음 이야기는 일본 곳곳에 전해 내려오는 민담, '야오비쿠니 전설'이다.

어떤 남자가 모르는 이의 집에 초대받아 진수성찬을 대접받았다. 남자는 우연히 인어를 잡아 요리하는 광경을 보고는 기분이 나빠져 고기를 먹을 수 없었다.

남자는 가까스로 말을 지어내어 인어 고기를 그 자리에서 먹지 않고 선물로 싸 갔는데, 남자의 딸은 그 사실을 모르고 고기를 먹어버려 불로불사가 되고 말았다. 딸은 계속 마을에서 살았지만, 결혼한 남편들은 늙어 죽었고 아는 사람들도 모두 딸보다 먼저 유명을 달리했다.

인생에 허무함을 느끼고 출가해 비구니가 된 딸은 마을을 떠나 전국을 떠돌다가 마지막에는 와카사의 오바마라는 지방에 다다라 영주를 만났다. 딸은 병으로 몸져누워 있던 영주에게 200년의 수명을 넘기고 그 자리에서 세상을 떠났다. 당시 딸의 나이는 800살이었다고 한다. 비슷한 전설이 일본 각지에 내려오며, 야오비쿠니* 외에도 다양한 이름으로 불린다.

전설을 알고 나니 불로불사가 꼭 행복하다는 생각은 들지 않는다. 지나치게 긴 수명은 불행의 씨앗이 아닐까.

---

* 八百比丘尼: 800살 비구니라는 뜻.

찾아보기

기타

ㅎ